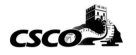

中国临床肿瘤学会（CSCO）
乳腺癌诊疗指南
2023

U0287967

GUIDELINES OF CHINESE SOCIETY OF CLINICAL ONCOLOGY (CSCO)

BREAST CANCER

中国临床肿瘤学会指南工作委员会　组织编写

人民卫生出版社
·北　京·

图书在版编目（CIP）数据

中国临床肿瘤学会（CSCO）乳腺癌诊疗指南 .2023 /
中国临床肿瘤学会指南工作委员会组织编写.—北京：
人民卫生出版社，2023.3（2023.9 重印）
　ISBN 978–7–117–34642–9

　Ⅰ.①中…　Ⅱ.①中…　Ⅲ.①乳腺癌 — 诊疗 — 指南
Ⅳ.①R737.9–62

中国国家版本馆 CIP 数据核字（2023）第 048836 号

人卫智网	www.ipmph.com	医学教育、学术、考试、健康，购书智慧智能综合服务平台
人卫官网	www.pmph.com	人卫官方资讯发布平台

中国临床肿瘤学会（CSCO）乳腺癌诊疗指南 2023
Zhongguo Linchuang Zhongliu Xuehui（CSCO）Ruxian Ai Zhenliao Zhinan 2023

组织编写：中国临床肿瘤学会指南工作委员会
出版发行：人民卫生出版社（中继线 010-59780011）
地　　址：北京市朝阳区潘家园南里 19 号
邮　　编：100021
E - mail：pmph @ pmph.com
购书热线：010-59787592　010-59787584　010-65264830
印　　刷：北京盛通印刷股份有限公司
打击盗版举报电话：010-59787491　E-mail：WQ @ pmph.com
质量问题联系电话：010-59787234　E-mail：zhiliang @ pmph.com
数字融合服务电话：4001118166　E-mail：zengzhi @ pmph.com

经　　销：新华书店
开　　本：787×1092　1/32　　印张：7
字　　数：187 千字
版　　次：2023 年 3 月第 1 版
印　　次：2023 年 9 月第 3 次印刷
标准书号：ISBN 978-7-117-34642-9
定　　价：50.00 元

中国临床肿瘤学会指南工作委员会

中国临床肿瘤学会（CSCO）
乳腺癌诊疗指南

2023

组　　长

江泽飞　　中国人民解放军总医院肿瘤医学部（内科）

宋尔卫　　中山大学孙逸仙纪念医院（外科）

副　组　长（以姓氏汉语拼音为序）

耿翠芝　　河北医科大学第四医院（外科）

潘跃银　　中国科学技术大学附属第一医院（内科）

王　翔　　中国医学科学院肿瘤医院（外科）

王海波　　青岛大学附属医院（外科）

王树森　　中山大学肿瘤防治中心（内科）

王晓稼　　中国科学院大学附属肿瘤医院（内科）

吴　炅　　复旦大学附属肿瘤医院（外科）

殷咏梅　　江苏省人民医院（内科）

张清媛　　哈尔滨医科大学附属肿瘤医院（内科）

专家组成员（以姓氏汉语拼音为序）

白俊文	内蒙古医科大学附属医院（外科）
陈佳艺	上海交通大学医学院附属瑞金医院（放疗科）
陈前军	广东省中医院（外科）
陈文艳	南昌市第三医院（内科）
陈晓媛	清华大学医学院（临床试验中心）
陈占红	中国科学院大学附属肿瘤医院（内科）
范志民	吉林大学第一医院（外科）
傅佩芬	浙江大学医学院附属第一医院（外科）
葛　睿	复旦大学附属华东医院（外科）
郭宝良	哈尔滨医科大学附属第二医院（外科）
郝春芳	天津医科大学肿瘤医院（内科）
何英剑	北京大学肿瘤医院（统计学）
金　锋	中国医科大学附属第一医院（外科）

李　曼　　大连医科大学附属第二医院（内科）

李南林　　中国人民解放军空军军医大学西京医院（外科）

李晓梅　　哈尔滨医科大学附属肿瘤医院（病理科）

厉红元　　重庆医科大学附属第一医院（外科）

梁　旭　　北京大学肿瘤医院（内科）

廖　宁　　广东省人民医院（外科）

刘　健　　福建省肿瘤医院（内科）

刘　强　　中山大学孙逸仙纪念医院（外科）

刘　蜀　　贵州医科大学附属医院（外科）

刘　毅　　中国人民解放军总医院肿瘤医学部（研究所）

刘荫华　　北京大学第一医院（外科）

刘月平　　河北医科大学第四医院（病理科）

刘运江　　河北医科大学第四医院（外科）

刘真真　　郑州大学附属肿瘤医院（外科）

罗　婷　　四川大学华西医院（内科）

马　杰　　唐山市人民医院（外科）

莫雪莉　　北京大学首钢医院（内科）

聂建云　　云南省肿瘤医院（外科）

欧阳取长　湖南省肿瘤医院（内科）

秦文星　　复旦大学附属肿瘤医院（内科）

石　晶　　中国医科大学附属第一医院（内科）

宋传贵　　福建医科大学附属协和医院（外科）

孙　刚　　新疆医科大学附属肿瘤医院（外科）

孙　涛　　辽宁省肿瘤医院（内科）

王　坤　　广东省人民医院（外科）

王　殊　　北京大学人民医院（外科）

王　涛　　中国人民解放军总医院第五医学中心（内科）

王　昕　　中国医学科学院肿瘤医院（外科）

王碧芸　复旦大学附属肿瘤医院（内科）

王建东　中国人民解放军总医院外科医学部（外科）

王墨培　北京大学第三医院（内科）

王永胜　山东省肿瘤医院（外科）

徐　玲　北京大学第一医院（内科）

闫　敏　郑州大学附属肿瘤医院（内科）

严　颖　北京大学肿瘤医院（内科）

杨　华　河北大学附属医院（内科）

杨俊兰　中国人民解放军总医院肿瘤医学部（内科）

袁　芃　中国医学科学院肿瘤医院（内科）

曾　瑄　北京协和医院（病理科）

张　帆　中国人民解放军总医院肿瘤医学部（内科）

张　剑　复旦大学附属肿瘤医院（内科）

张　钧　河北医科大学第四医院（放疗科）

张海青　　大连市中心医院（外科）
张建国　　哈尔滨医科大学附属第二医院（外科）
张少华　　中国人民解放军总医院第五医学中心（内科）
赵　兵　　新疆医科大学附属肿瘤医院（内科）

学术秘书

李健斌　　中国人民解放军总医院肿瘤医学部（内科）

　　基于循证医学证据、兼顾诊疗产品的可及性、吸收精准医学新进展，制定中国常见肿瘤的诊断和治疗指南，是中国临床肿瘤学会（CSCO）的基本任务之一。近年来，临床诊疗指南的制定出现新的趋向，即基于诊疗资源的可及性，这尤其适合于发展中国家，以及地区差异性显著的国家和地区。中国是幅员辽阔、地区经济和学术发展不平衡的发展中国家，CSCO 指南需要兼顾地区发展差异、药物和诊疗手段的可及性及肿瘤治疗的社会价值三个方面。因此，CSCO 指南的制定，要求每一个临床问题的诊疗意见根据循证医学证据和专家共识度形成证据类别，同时结合产品的可及性和效价比形成推荐等级。证据类别高、可及性好的方案，作为 I 级推荐；证据类别较高、专家共识度稍低，或可及性较差的方案，作为 II 级推荐；临床实用，但证据类别不高的，作为 III 级推荐。CSCO 指南主要基于国内外临床研究成果和 CSCO 专家意见，确定推荐等级，以便于大家在临床实践中参考使用。CSCO 指南工作委员会相信，基于证据、兼顾可及、结合意见的指南，更适合我国的临床实际。我们期待得到大家宝贵的反馈意见，并将在指南更新时认真考虑、积极采纳合理建议，保持 CSCO 指南的科学性、公正性和时效性。

中国临床肿瘤学会指南工作委员会

目录

CSCO 诊疗指南证据类别

证据特征			CSCO 专家共识度
类别	水平	来源	
1A	高	严谨的 meta 分析、大型随机对照研究	一致共识 （支持意见 ≥80%）
1B	高	严谨的 meta 分析、大型随机对照研究	基本一致共识 （支持意见 60%~<80%）
2A	稍低	一般质量的 meta 分析、小型随机对照研究、设计良好的大型回顾性研究、病例 - 对照研究	一致共识 （支持意见 ≥80%）
2B	稍低	一般质量的 meta 分析、小型随机对照研究、设计良好的大型回顾性研究、病例 - 对照研究	基本一致共识 （支持意见 60%~<80%）
3	低	非对照的单臂临床研究、病例报告、专家观点	无共识，且争议大 （支持意见 <60%）

CSCO 诊疗指南推荐等级

推荐等级	标准
I 级推荐	**1A 类证据和部分 2A 类证据** CSCO 指南将 1A 类证据，以及部分专家共识度高且在中国可及性好的 2A 类证据，作为 I 级推荐。具体为：适应证明确、可及性好、肿瘤治疗价值稳定，纳入《国家基本医疗保险、工伤保险和生育保险药品目录》的诊治措施
II 级推荐	**1B 类证据和部分 2A 类证据** CSCO 指南将 1B 类证据，以及部分在中国可及性欠佳，但专家共识度较高的 2A 类证据，作为 II 级推荐。具体为：国内外随机对照研究，提供高级别证据，但可及性差或者效价比不高；对于临床获益明显但价格较贵的措施，考虑患者可能获益，也可作为 II 级推荐
III 级推荐	**2B 类证据和 3 类证据** 对于某些临床上习惯使用，或有探索价值的诊治措施，虽然循证医学证据相对不足，但专家组意见认为可以接受的，作为 III 级推荐

更新要点

一、乳腺癌的诊断及检查

（二）病理学诊断

分子病理新增乳腺癌易感基因突变的检测

二、乳腺癌的术前新辅助治疗

（三）**HER-2 阳性乳腺癌新辅助治疗**

新辅助治疗

Ⅰ级推荐中，调整 THP×4 和 THP×6 方案推荐顺序

Ⅱ级推荐中，新增 TH + 吡咯替尼方案，删除 TCH 方案

H：由"曲妥珠单抗"调整为"国内已获批的曲妥珠单抗"

新辅助治疗后 HER-2 阳性患者的辅助治疗

新辅助抗 HER-2 治疗仅使用曲妥珠单抗

未达病理学完全缓解分层中，Ⅰ级推荐 T-DM1 证据等级由 1B 调整为 1A

Ⅲ级推荐"HP 后序贯奈拉替尼"调整为"后续强化奈拉替尼"

新辅助抗 HER-2 治疗使用曲妥珠单抗联合帕妥珠单抗

未达病理学完全缓解分层中，Ⅰ级推荐 T-DM1 证据等级由 1B 调整为 2A

Ⅲ级推荐"HP 后序贯奈拉替尼"调整为"后续强化奈拉替尼"

注释 4：删除"考虑到 T-DM1 药物可及性，本指南优先 HP 方案"

注释 5：删除"但对于选择 T-DM1 的患者是否可以继续序贯奈拉替尼，目前仍缺乏直接数据"

（四）三阴性乳腺癌新辅助治疗

Ⅱ级推荐新增"TP + 帕博利珠单抗"方案

删除Ⅲ级推荐

注释 3：调整了表述方式

新辅助治疗后三阴性患者的辅助治疗

Ⅱ级推荐：新增"新辅助方案含 PD-1 抑制剂，继续使用至满 1 年（1A）"

删除Ⅲ级推荐

新增具体药物的用法用量

（五）激素受体阳性乳腺癌新辅助治疗

新辅助内分泌治疗适应证中，新增"以及新辅助化疗不敏感"

三、乳腺癌的术后辅助治疗

（二）HER-2 阳性乳腺癌辅助治疗

初始治疗：

腋窝淋巴结阳性分层Ⅲ级推荐删除"TC+H"方案

（三）三阴性乳腺癌辅助治疗

初始治疗：

化疗方案标明推荐顺序

后续强化：

新增服药方式和剂量

注释 10：删除"目前奥拉帕利在国内尚无适应证"

四、晚期乳腺癌的解救治疗

（二）HER-2 阳性晚期乳腺癌解救治疗

曲妥珠单抗治疗敏感人群：Ⅰ级推荐新增"TH+ 吡咯替尼"方案，原 TXH 方案调整为Ⅱ级推荐，原"吡咯替尼联合卡培他滨"调整为Ⅲ级推荐

曲妥珠单抗治疗失败分层中，"T-DM1"方案证据等级由 1B 调整为 1A；Ⅲ级推荐中：调整了方案的顺序

TKI 治疗失败分层中，Ⅱ级推荐中原"抗 HER2 ADC 药物"方案具体为：T-Dxd 和 T-DM1，"另一类 TKI + 化疗"调整为Ⅲ级推荐

注释 2：新增 PHILA 研究、Destiny-Breast 03 研究

（三）三阴性晚期乳腺癌解救治疗

紫杉类治疗失败分层中，调整了"优替德隆 + 卡培他滨"方案的位置

（四）激素受体阳性晚期乳腺癌解救治疗

未经内分泌治疗：Ⅰ级推荐调整为"AI+CDK4/6i（哌柏西利、阿贝西利）"，Ⅱ级推荐中新增"AI + 瑞波西利"

TAM 治疗失败：Ⅰ级推荐"调整为"AI+CDK4/6i（哌柏西利、阿贝西利）"；"AI + 西达本胺"

由Ⅰ级推荐调整为Ⅱ级推荐

Ⅱ级推荐新增"AI+瑞波西利""AI+达尔西利""AI+依维莫司"

"氟维司群"、"AI"由Ⅱ级推荐调整为Ⅲ级推荐；非甾体类AI治疗失败：Ⅰ级推荐调整为"氟维司群+CDK4/6i（哌柏西利、阿贝西利、达尔西利）"

"甾体类AI+西达本胺"由Ⅰ级推荐调整为Ⅱ级推荐

Ⅱ级推荐新增"氟维司群+瑞波西利"方案；"氟维司群"由Ⅱ级推荐调整为Ⅲ级推荐，Ⅲ级推荐删除"氟维司群+非甾体类AI"

甾体类AI治疗失败：Ⅰ级推荐调整为"氟维司群+CDK4/6i（哌柏西利、阿贝西利、达尔西利）"

Ⅱ级推荐新增"氟维司群+瑞波西利""氟维司群+依维莫司"

"氟维司群"由Ⅱ级推荐调整为Ⅲ级推荐

CDK4/6抑制剂治疗失败：Ⅱ级推荐中"西达本胺+内分泌药物"调整为"其他靶向药（如依维莫司、西达本胺、阿培利司）+内分泌药物"

注释4：新增"DAWNA-2"研究

注释5：新增"MONALEESA-3"研究，新增瑞波西利的适应证，调整了各CDK4/6抑制剂的医保情况

注释6，7：新增

2. 激素受体阳性晚期乳腺癌的解救化疗：新增RIGHT Choice研究

五、乳腺癌骨转移

注释10：新增手术相对适应证

六、乳腺癌脑转移
基于《CSCO 乳腺癌脑转移临床诊疗专家共识》进行调整

七、乳腺癌的治疗管理
（三）心脏安全性管理：新增肿瘤治疗相关的心功能不全（CTRCD）分类与分级

（六）CDK4/6 抑制剂不良反应管理：新增瑞波西利的不良反应管理

（九）乳腺癌患者营养支持：新增

十一、特殊公共卫生事件下乳腺癌患者管理
由原"常态化疫情防控下乳腺癌患者管理"和"乳腺癌患者接种新冠病毒疫苗"章节合并

一、乳腺癌的诊断及检查

（一）早期乳腺癌确诊检查

部位	基本原则
原发肿瘤评估	1. 体格检查 2. 双侧乳腺 X 线摄片 3. 超声 4. 乳腺磁共振 [1] 5. 空芯针穿刺 [2]
区域淋巴结评估	1. 体格检查 2. 超声 3. 可疑病灶空芯针穿刺 / 细针穿刺 [3]
远处病灶的评估	1. 体格检查 2. 胸部 CT [4] 3. 腹部 ± 盆腔影像学检查 [5] 4. 骨放射性核素扫描 [6] 5. PET/CT [7]

【注释】

1. 乳腺磁共振（MRI）检查可用于分期评估，以确定同侧乳腺肿瘤范围、多灶及多中心性肿瘤，或在初诊时筛查对侧乳腺肿瘤；有助于评估手术治疗前后的肿瘤范围及疗效评估；有助于在制订手术计划前评价肿瘤对周围软组织的浸润情况，并且帮助判定能否行保乳手术；有助于发现一些其他检查未发现的隐匿性肿瘤。需要注意，乳腺 MRI 敏感性高，但存在一定假阳性，为了避免非必要手术，对可疑病灶建议先行穿刺活检，明确肿物性质，再行后续治疗。

2. 治疗前原发灶和区域淋巴结的病理学检查至关重要，推荐在影像引导下行空芯针穿刺，可提高活检准确性。部分难以穿刺的散在钙化灶等情况或影像学不可见的肿物，可选择肿物切取活检。一些簇状分布的可疑钙化灶，可采取 X 线引导下金属丝或放射性粒子定位性病灶切除活检，术后需 X 线确认是否完整切除钙化灶。

3. 建议对肿大淋巴结进行病理学检查，首选空芯针活检；但淋巴结较小、难以操作时，可选择细针穿刺。当然，原发灶已经明确诊断为乳腺癌的患者，若仅为明确腋窝淋巴结分期，也可考虑细针穿刺。

4. 建议对确诊乳腺癌的患者行胸部 CT 检查，特别是肿瘤分期较晚、具有高复发危险因素的患者。

5. 建议对确诊患者先行腹部超声检查，怀疑脏器转移时再行腹部 CT 或 MRI 检查。

6. 骨放射性核素扫描（ECT）是常用的骨转移初筛方法，其灵敏度高，但特异度较低、无法显示骨破坏程度。推荐用于乳腺癌出现骨痛、发生病理性骨折、碱性磷酸酶升高或高钙血症等可疑骨转移的常规初筛，也可用于局部晚期、病情发展迅速、三阴性、HER-2 阳性乳腺癌的常规检查。

7. PET/CT 可以在临床早期发现异常信号，有着较高的灵敏度和特异度，能有效地协助诊断，特别是在局部晚期或转移性患者中，应常规推荐。但对于临床 I、II 期的低风险患者，并不常规推荐 PET/CT。

（二）病理学诊断

诊断手段	基本原则
基本病理[1, 2]	1. 明确病灶部位及大小[3] 2. 病理组织学类型[4] 3. 组织学分级 4. 有无脉管侵犯、有无合并原位癌 5. 肿瘤侵犯范围[5] 6. 病灶切缘情况 7. 淋巴结情况 8. 三阴性乳腺癌肿瘤浸润淋巴细胞（TILs）的评估 9. 乳腺癌新辅助治疗后病理评估
分子病理 （详见"分子分型"相关内容）	1. 对所有乳腺浸润性癌病灶进行 ER、PR、HER-2、Ki-67、PD-L1 的检测 2. 多基因表达谱检测[6] 3. 乳腺癌易感基因突变的检测[7]

【注释】

1. 组织学病理检测标本包括粗针穿刺活检标本、真空辅助微创活检标本、乳腺肿物切除标本、保乳切除标本、全乳切除标本（包括单纯切除术和改良根治术）、前哨淋巴结活检标本及腋窝淋巴结标本。标本的固定、取材和大体描述规范详见《肿瘤病理诊断规范（乳腺癌）》[1]。

2. 浸润性乳腺癌的病理报告应包括与患者治疗和预后相关的所有内容，如肿瘤大小、组织学类型、组织学分级、有无脉管侵犯、有无合并原位癌、切缘和淋巴结情况等。若为新辅助治疗后乳腺癌标本，则应对治疗反应进行评估。

3. 浸润性癌和原位癌混合存在时，需明确浸润灶的范围、浸润灶最大径。

4. 组织学类型参照《WHO 乳腺肿瘤分类》，某些组织学类型的准确区分需行免疫组化检测后确认。组织学分级参照"乳腺癌组织学分级（Nottingham 分级系统）"。

5. 当肿瘤累及皮肤、乳头或骨骼肌时，需报告侵犯程度。①皮肤：不存在皮肤；存在皮肤且未受侵；浸润性癌侵及真皮或表皮，无皮肤溃疡；浸润性癌侵及真皮或表皮，并伴有皮肤溃疡（分类为 pT_{4b}）；表皮存在浸润性癌的卫星灶（与浸润性癌不相邻）（分类为 pT_{4b}）。②乳头（包括乳晕复合体）：不存在乳头组织；DCIS 未累及乳头表皮；DCIS 累及乳头表皮（乳头 Paget 病）。③骨骼肌：不存在骨骼肌；骨骼肌未受侵；肿瘤侵及骨骼肌；肿瘤侵及骨骼肌和胸壁（分类为 pT_{4a}）。

6. 多基因表达谱检测可为临床病理分型提供信息，已有大量循证医学数据证实其在乳腺癌预后评估和疗效预测中的作用。目前国际上常用的多基因表达谱检测包括 21 基因（Oncotype Dx®）、70 基因（MammaPrint®）、50 基因（Prosigna®）、12 基因（EndoPredict®）、28 基因（RecurIndex®），以及乳腺癌指数（breast cancer index，BCI）等。

7 乳腺癌易感基因（breast cancer susceptibility gene 1/2，BRCA1/2）通过同源重组修复途径对 DNA 双链进行修复，其蛋白功能缺陷会影响基因组的稳定性，从而引发癌症，且在三阴性乳腺癌中 *BRCA1/2* 基因的突变率明显增高，约 10%~20% 的三阴性乳腺癌患者携带 *BRCA1/2* 基因突变。*BRCA1/2* 突变的检测在乳腺癌的遗传风险评估、治疗选择等方面具有重要意义。

（三）分子分型

随着驱动基因重要性的不断增强，根据患者是否有基因突变，激素受体和细胞分子状态将乳腺癌分为四个亚型：Luminal A、Luminal B、HER-2 过表达型和三阴型（Basal-like 型）。

	指标			
	HER-2[1]	**ER**[5]	**PR**[6]	**Ki-67**[7]
HER-2 阳性（HR 阴性）	+	−	−	任何
HER-2 阳性（HR 阳性）	+	+	任何	任何
三阴型	−	−	−	任何
Luminal A 型	−	+	+且高表达	<14%
Luminal B 型（HER-2 阴性）	−	+	低表达或 −	高表达

乳腺癌的诊断及检查

【注释】

1 HER-2 检测参考我国《乳腺癌 HER-2 检测指南（2019 版）》[2] 和靶向 HER2 乳腺癌临床诊疗专家共识（2023 版）[3]。应当对所有乳腺浸润性癌进行 HER-2 状态检测。HER-2 的检测须在资质合格的病理实验室进行免疫组织化学（immunohistochemistry，IHC）检测或原位杂交（*in situ* hybridization，ISH）检测。复发转移性乳腺癌患者，应尽量再检测 HER-2，以明确转移灶 HER-2 状态。对于乳腺多灶／多中心性浸润性癌，建议对每个肿瘤灶均进行 HER-2 状态评估，特别是存在不同的组织学类型和分级时。HER-2 具体判读方法如下。

HER-2 免疫组化（immunohistochemistry，IHC）结果判读		HER-2 状态
0	无染色或 ≤ 10% 的浸润癌细胞呈现不完整的、微弱细胞膜染色	HER-2 阴性
1+	>10% 浸润癌细胞呈现不完整的、微弱的细胞膜染色	HER-2 低表达
2+	>10% 浸润癌中出现弱 - 中等强度的、完整细胞膜染色或 ≤ 10% 的浸润性癌呈现强而完整的细胞膜染色	HER-2 结果不确定，应进一步通过 ISH 方法进行 *HER-2* 基因状态检测：IHC2+/ISH+ 为 HER-2 阳性；IHC2+/ISH− 为 HER-2 低表达
3+	>10% 的浸润癌细胞呈现强、完整、均匀的细胞膜染色	HER-2 阳性

HER-2 IHC2+，HER-2 ISH 双探针检测结果判读		HER-2 状态
HER-2/CEP17 ≥ 2.0，且平均 HER-2 拷贝数 / 细胞 ≥ 4.0	ISH 阳性	HER-2 阳性
HER-2/CEP17<2.0 且平均 HER-2 拷贝数 / 细胞 <4.0	ISH 阴性	HER-2 低表达
HER-2/CEP17<2.0，平均 HER-2 拷贝数 / 细胞 ≥ 6.0 [2]	这种情况建议增加计数细胞，如果结果维持不变，则判为 FISH 阳性	HER-2 阳性
HER-2/CEP17<2.0 且平均 HER-2 拷贝数 / 细胞 <6.0，但 ≥ 4.0	这种情况建议重新计数至少 20 个细胞核中的信号，如果结果改变，则对两次结果进行综合判断分析 如仍为上述情况，则判为 ISH 阴性。建议在报告中备注	HER-2 低表达
HER-2/CEP17 ≥ 2.0，但平均 HER-2 拷贝数 / 细胞 <4.0 [3]	这种情况建议增加计数细胞，如果结果维持不变，则判为 ISH 阴性。建议在报告中备注	HER-2 低表达 [4]

2 对于 HER-2/CEP17 <2.0，平均 HER-2 拷贝数 / 细胞 ≥ 6.0 的病例，研究显示，若采用第 17 号染色体上的其他探针替代 CEP17，此组病例中相当一部分的检测结果转变为 HER-2/ 第 17 号染色体替代探针的比值 >2.0，平均 HER-2 拷贝数 / 细胞 ≥ 6.0。此组特殊人群宜有更多循证医学依据的积累。

3 对于 HER-2/CEP17 ≥ 2.0，但平均 HER-2 拷贝数 / 细胞 <4.0 的病例，在现有临床试验数据中，缺乏充分依据显示此部分患者能从抗 HER-2 靶向治疗中获益，对此组特殊人群尚需积累更多循证医学依据。

4 基于 HER-2 低表达患者可能从新型抗体偶联药物治疗中获益，且已有临床研究正在进行。鉴于 HER-2 蛋白低表达及阳性表达异质性对于患者治疗及预后有重要意义，推荐在 IHC HER-2 结果中报告：①细胞膜完整或不完整；②染色强度；③浸润肿瘤细胞的阳性百分比，建议在每次染色过程都加入阳性和阴性对照。目前没有足够的证据建议如何对 IHC 0 和 IHC 1+ 不明确的病例进行分类。HER-2 0 和 1+ 难以区分时可参考临床研究，引入 HER-2 超低表达（0<评分<1）的分类方式为临床医师提供参考。建议对 IHC 0 和 IHC 1+ 之间的病例应由 2 名病理医师进行判读，并根据当前的指南尽可能将其分类为 IHC 0 或 IHC 1+。

5 参考 2020 版 ASCO/CAP 指南对 ER 和 PR 检测进行判读，ER、PR 免疫组织化学检测的阳性阈值 ≥ 1%[4]，阳性应报告肿瘤细胞的染色强度和所占百分比，新增 ER 弱阳性亚组。ER 具体判读标准如下。

IHC 阳性程度	ER 判断及建议
<1% 细胞核着色	阴性
1%~10% 细胞核着色	ER 弱阳性并加以注释，应报告染色的百分比和强度
>10% 细胞核着色	阳性

经验证的 IHC 检测是预测内分泌治疗获益的推荐标准检测方式。注意评估 ER 表达与组织学表现的一致性。建议使用扁桃体组织或宫颈组织作为外对照。此外，严格遵守 SOP 以提高 ER 弱阳性亚组检测结果的准确性和可重复性，以避免假阴性。

6 专家普遍认同 PR 是重要的乳腺癌预后指标，建议将 PR 20% 阳性作为 Luminal A 型和 Luminal B 型的临界值。

7 应对所有乳腺浸润性癌病例进行 Ki-67 的检测，并对癌细胞核中阳性染色细胞所占的百分比进行报告，阳性定义为浸润癌细胞核任何程度的棕色染色。2021 年"乳腺癌 Ki-67 国际工作组评估指南"推荐采用标准化"打字机"视觉评估法进行判读，要有严格的质量评估保证和质控体系，确保分析的有效性，并指出当 Ki67 表达水平 ≥30% 时，可指导患者的临床治疗决策及预测作用[5]。

（四）PD-L1 在乳腺癌中的评估

临床研究显示 PD-L1 表达水平与 PD-1/PD-L1 抑制剂疗效相关，PD-L1 表达水平的准确评估将会影响患者的后续治疗。

良性的扁桃体组织是一种理想的外部对照组织，可作为 PD-L1 伴随诊断的阳性和阴性对照组织。染色正常时，隐窝上皮应呈现强染色，生发中心滤泡巨噬细胞则显示为弱至中等染色，内皮、成纤维细胞以及表面上皮的 PD-L1 表达应为阴性。报告中应标明所检测平台、抗体克隆号及评分方式，具体评分方式如下。

PD-L1 评分细胞纳入及排除标准	
PD-L1（VENTANA SP142）免疫细胞评分（IC）	参与评分的免疫细胞包括淋巴细胞、巨噬细胞、树突状细胞和粒细胞
	染色的免疫细胞分布可为聚集体或单个细胞散在分布；染色模式可为点状、线状、完整或不完整的环状染色
	肿瘤区域排除坏死、原位癌以及正常组织区域
PD-L1（DAKO22C3）综合阳性评分（CPS）	阳性细胞为任何强度的完整或不完整的膜染色的肿瘤细胞和胞质或膜染色的肿瘤相关免疫细胞（包括瘤巢内及肿瘤间质相关免疫细胞[1]）
	排除原位癌、正常组织区域
	排除中性粒细胞、嗜酸性粒细胞、浆细胞
	排除坏死肿瘤细胞、其他坏死细胞、细胞碎片、基质细胞

1 肿瘤间质相关免疫细胞，与肿瘤在同一 20× 视野下的淋巴、巨噬细胞。不直接与肿瘤反应相关的单核炎症细胞应被排除。

（五）肿瘤浸润淋巴细胞在乳腺浸润性癌中的评估

肿瘤浸润淋巴细胞（tumorinfiltrating lymphocytes，TILs）的评估可以提供三阴性乳腺癌重要预后信息，也可能在预测治疗反应方面有价值。分为间质 TILs（stromal TILs，sTILs）和瘤内 TILs（intratumoral TILs，iTILs）。乳腺癌临床实践中推荐报告 sTILs。临床研究显示 TILs 可以预测三阴性乳腺癌及 HER-2 阳性乳腺癌患者的治疗疗效，建议常规报告早期 TNBC 样本的 TILs 定量评估。具体评估标准如下。

乳腺浸润性癌（未经新辅助治疗）TILs 评估标准
1　推荐报告肿瘤区域间质部分 TILs（%），即单核细胞浸润的面积占间质面积的百分比 [1]
2　仅评估单核细胞（淋巴细胞和浆细胞），不包括粒细胞，树突状细胞和巨噬细胞 [2]
3　推荐全面评估肿瘤区域的平均 TILs，不要关注热点区 [3]
4　推荐 TILs 作为一个连续参数加以评估
5　TILs 应在浸润性肿瘤边界 [4] 内进行评估。排除肿瘤边界以外及 DCIS 和正常小叶周围的 TILs，排除肿瘤区的 TILs，细胞碎片影、坏死、退变性胶原化区域以及术前核心活检部位

【注释】

1　间质 TILs 的百分比是半定量参数，需要充分考虑淋巴细胞的分离生长模式。即 "100% 间质TILs" 的概念中，单个淋巴细胞之间可以有空白区域。

2 虽然越来越多的数据表明树突状细胞和巨噬细胞等其他单核细胞可能功能上有重要意义，但目前仍不建议对其进行定量评估。

3 推荐优先选择术后的标本评估，活检标本用于新辅助治疗前的评估。

4 浸润性肿瘤边界（IM）定义为以机体正常组织与癌巢分界为中心的区域，范围为1mm。

（六）乳腺癌新辅助治疗后病理评估

1. Miller & Payne 评估系统

乳腺癌新辅助治疗后病理评估，目前国内常用 Miller&Payne 系统评估原发病灶。该系统主要通过比较治疗前空芯针穿刺与治疗后的手术标本，针对新辅助治疗后乳腺原发灶残余浸润性肿瘤的细胞丰富程度进行评估，具体判读依据如下[6-7]。

MP 分级	判读依据
1级（G1）	浸润癌细胞无改变或仅个别癌细胞发生改变，癌细胞数量总体未减少
2级（G2）	浸润癌细胞轻度减少，但总数量仍高，癌细胞减少小于30%
3级（G3）	浸润癌细胞减少为30%~90%
4级（G4）	浸润癌细胞显著减少超过90%，仅残存散在的小簇状癌细胞或单个癌细胞
5级（G5）	原肿瘤瘤床部位已无浸润癌细胞，但可存在导管原位癌

2. RCB（residual cancer burden）评估系统

RCB 系统是国际乳腺协作组推荐评估新辅助治疗疗效的另一种方法，适用于不同亚型乳腺癌治疗后的病理评估。根据乳腺原发灶残余肿瘤范围（mm×mm）、残余肿瘤的细胞密度（%）、原位癌所占比例（%）、阳性淋巴结枚数和淋巴结转移癌最大径（mm）可获得 RCB 指数及对应的 RCB 分级，RCB 系统已通过长期数据的临床验证，可同时评价新辅助治疗后的乳腺肿瘤及淋巴结状况，是一种可以量化残余肿瘤的评估系统。RCB 具体分级如下。

RCB 分级	判读依据
RCB 0	pCR，表示浸润病灶已达到完全缓解
RCB Ⅰ	可见少量病灶残留，浸润病灶部分缓解
RCB Ⅱ	可见中度病灶残留，浸润病灶部分缓解
RCB Ⅲ	可见广泛病灶残留

建议将 pCR 定义为乳腺原发灶无浸润性癌（可存在导管原位癌）且区域淋巴结阴性，即原发灶 MP5 级且淋巴结阴性，或 RCB 分级 0 级。若新辅助治疗后仅淋巴结内存在孤立性肿瘤细胞则不算淋巴结阴性，不属于 pCR。

ypTNM 分期，ypT 的分期依据是残余浸润癌的最大病灶，ypN 的分期依据是残余转移癌的最大病灶，治疗后形成的纤维组织和坏死成分不计入 ypN 的分期。根据 ypT、ypN 和 ypM 的不同组合，将新辅助治疗后的肿瘤归入不同的 yAJCC 分期组别。因此，AJCC 也可作为新辅助治疗后的评估系统。

二、乳腺癌的术前新辅助治疗

（一）治疗前检查

	基本原则
肿瘤相关评估[1]	1. 肿瘤临床分期[2,3] 2. 肿瘤病理类型、组织学分级、分子特征（HER-2、ER、PR、Ki-67） 3. 肿瘤瘤床定位[4]
自身状况评估[5]	1. 既往史（尤其需关注与乳腺癌治疗相关的重要病史信息） 2. 体格检查 3. 一般血液学检查 4. 评估主要脏器功能（包括肝、肾、心脏） 5. 心理评估及疏导 6. 育龄期女性必要时进行生育咨询

【注释】

1 新辅助治疗是指在手术前进行全身药物治疗。治疗前充分评估患者的局部肿瘤和全身情况，对制订科学、合理的治疗方案至关重要。

2 肿瘤临床分期参考美国癌症联合委员会（American Joint Committee on Cancer，AJCC）编写的《AJCC 癌症分期手册》（第 8 版）。对初诊患者，应合理选用检查手段进行 TNM 分期，包括肿块数目、位置、大小，区域淋巴结状况及远处病灶等，原发肿瘤的诊断详见"一、乳腺癌的诊断及检查"相关内容。

3 淋巴结分期是决定患者后续治疗的重要步骤。腋窝淋巴结临床阴性患者，新辅助治疗前后均可进行前哨淋巴结活检，但建议在新辅助治疗前完成前哨淋巴结活检；腋窝淋巴结临床阳性患者，建议行穿刺活检明确诊断；新辅助治疗后腋窝淋巴结转阴的患者，前哨淋巴结活检具有一定的假阴性率，其临床应用目前尚存在争议。

4 在新辅助治疗前，建议对原发灶进行瘤床定位，可在肿瘤内放置标志物或对肿瘤表面皮肤进行标记，为后续确定手术范围提供依据；术前穿刺阳性的腋淋巴结，也可考虑放置标志物进行标记。

5 选用合理的检查手段进行肿瘤评价，原则上每周期应进行肿瘤评估，如查体和B超评价肿瘤大小，必要时可以每两周期通过乳腺MRI进行肿瘤评估，根据通行的评价标准（参考实体瘤疗效评价标准RECIST 1.1版本），原则上应连续使用同一检查方法进行评价。

乳腺癌的术前新辅助治疗

（二）新辅助治疗适应证

满足以下条件之一者可选择新辅助药物治疗 [1]。

1. 肿块较大 [2]。
2. 腋窝淋巴结转移。
3. HER-2 阳性 [3]。
4. 三阴性 [3]。
5. 有保乳意愿，但肿瘤大小与乳房体积比例大难以保乳者。

【注释】

1. 新辅助药物治疗包括化疗、靶向治疗和内分泌治疗，详见本部分相关章节。
2. 乳房原发肿物>5cm 时，即可考虑新辅助治疗；若乳房原发肿物为 2~5cm，应综合其他生物学指标选择是否先行药物治疗。
3. 专家组普遍认同仅以 HER-2 阳性或三阴性作为乳腺癌术前新辅助药物治疗选择的标准时，肿瘤应大于 2cm，或可以加入严格设计的临床研究。

（三）HER-2 阳性乳腺癌新辅助治疗 [1]

Ⅰ级推荐	Ⅱ级推荐
1. TCbHP [2]（1A） 2. THP×6（2A） 3. THP×4 [3]（1B）	1. TH+ 吡咯替尼（1B）[4] 2. 抗 HER-2 单抗联合紫杉类为基础的其他方案（2B） 　　如 AC-THP [5]（2B） 3. 科学、合理设计的临床研究 　　如：抗 HER-2 ADC 等

注：T. 紫杉类，包括多西他赛、白蛋白紫杉醇 [6]、紫杉醇

　　A. 蒽环类 [7]，包括表柔比星、吡柔比星、多柔比星

　　C. 环磷酰胺

　　Cb. 卡铂

　　H. 国内已获批的曲妥珠单抗

　　P. 帕妥珠单抗

【注释】

1　临床研究证明，HER-2 阳性患者新辅助治疗，曲妥珠单抗联合化疗与单用化疗相比能够显著提高 pCR 率，奠定了曲妥珠单抗在 HER-2 阳性乳腺癌新辅助治疗中的标准地位。随着双靶向时代的到来，专家组普遍认可在新辅助治疗阶段，凡是符合单靶向治疗的患者都可以考虑双靶向

治疗。

2 KRISTINE 研究证明 TCbHP 方案在新辅助治疗中的有效性和安全性[8]，TRAIN-2 研究显示与含蒽环方案相比，TCbHP 方案可以获得相同的 pCR 率，但在中性粒细胞减少等毒性反应上明显更低[9]。因此，术前治疗可以首选 TCbHP 方案。但对于部分患者，如年龄>60 岁、肿瘤负荷较小、一般情况无法耐受含铂联合方案的患者，也可考虑 6 个周期 THP 治疗。

3 NeoSphere 研究证实了 TH 基础上增加帕妥珠单抗可以进一步提高 HER-2 阳性患者 pCR 率[10]。PEONY 研究验证了亚洲人群中 THP 方案的有效性和安全性[11]。因此 THP 可以作为 HER-2 阳性患者的新辅助治疗方案。但临床研究设计时，THP 新辅助治疗 4 个周期后手术，专家对此方案的临床可行性存有争议。

4 PHEDRA 研究旨在探索吡咯替尼联合曲妥珠单抗和多西他赛，对比安慰剂联合曲妥珠单抗和多西他赛新辅助治疗 HER-2 阳性早期或局部晚期乳腺癌的有效性和安全性[12]。结果显示吡咯替尼联合曲妥珠单抗和多西他赛的 tpCR 率为 41%，对照组仅为 22%，在优效性检验中差异有统计学意义，证实了"吡咯替尼 + 曲妥珠单抗"这一大小分子联合的新辅助方案能够为 HER-2 阳性早期乳腺癌患者带来获益。但吡咯替尼在辅助治疗阶段尚无适应证，对于新辅助治疗使用吡咯替尼的患者，术后辅助靶向治疗方案应参考曲妥珠单抗的使用。

5 基于 AC-TH 方案在单靶时代研究，部分专家同意 AC-THP 可作为新辅助治疗的可选方案，但目前并无有利的临床研究证据。

6 以往临床研究中，紫杉类药物都采用多西他赛或紫杉醇，但 GBG69 研究结果提示，新辅助治疗中白蛋白紫杉醇比溶剂型紫杉醇有更高的 pCR 率，同时能够改善患者 DFS[13]，在真实世界中同样显示出使用白蛋白紫杉醇的有效性和安全性，因此新辅助治疗中也可以选用。

7 以往临床研究中，蒽环类以多柔比星为主。但考虑到药物可及性，结合我国临床实践，蒽环类药物可以选择多柔比星（常用推荐剂量为 60mg/m^2），也可以选择吡柔比星（常用推荐剂量为 50mg/m^2）或表柔比星（常用推荐剂量为 100mg/m^2）。

HER-2 阳性乳腺癌术前治疗常用方案

方案	剂量	用药时间	时间及周期
TCbHP			
多西他赛	75mg/m^2	d1	1/21d × 6
或白蛋白紫杉醇	125mg/m^2	d1、d8	
卡铂	AUC=6	d1	
曲妥珠单抗	首剂 8mg/kg，之后 6mg/kg	d1	
帕妥珠单抗	首剂 840mg，之后 420mg	d1	

HER-2 阳性乳腺癌术前治疗常用方案（续）

方案	剂量	用药时间	时间及周期
THP			
多西他赛	$80 \sim 100 mg/m^2$	d1	1/21d
或白蛋白紫杉醇	$125 mg/m^2$	d1、d8	
曲妥珠单抗	首剂 8mg/kg，之后 6mg/kg	d1	
帕妥珠单抗	首剂 840mg，之后 420mg	d1	
TH+ 吡咯替尼 - 手术 -FEC			
多西他赛	$80 \sim 100 mg/m^2$	d1	1/21d × 4
曲妥珠单抗	首剂 8mg/kg，之后 6mg/kg	d1	
吡咯替尼	400mg	d1~21	
手术			
氟尿嘧啶	$500 mg/m^2$	d1	1/21d × 3
表柔比星	$75 \sim 100 mg/m^2$	d1	
环磷酰胺	$500 mg/m^2$	d1	

HER-2 阳性乳腺癌术前治疗常用方案（续）

方案	剂量	用药时间	时间及周期
AC-THP			
表柔比星	$90\sim100\text{mg/m}^2$	d1	$1/21\text{d}\times4$
环磷酰胺	600mg/m^2	d1	
序贯			
紫杉醇	80mg/m^2	d1	$1/7\text{d}\times12$
或白蛋白紫杉醇	125mg/m^2	d1、d8	$1/21\text{d}\times4$
曲妥珠单抗	首剂 8mg/kg，之后 6mg/kg	d1	
帕妥珠单抗	首剂 840mg，之后 420mg	d1	

新辅助治疗后 **HER-2** 阳性患者的辅助治疗 [1]

1. 新辅助抗 HER-2 治疗仅使用曲妥珠单抗

分层	Ⅰ级推荐	Ⅱ级推荐	Ⅲ级推荐
病理学完全缓解 [2]（pCR）	曲妥珠单抗 + 帕妥珠单抗（2A）	曲妥珠单抗 [3]（1B）	
未达病理学完全缓解（non pCR）[4]	1. T-DM1（1A） 2. 曲妥珠单抗 + 帕妥珠单抗（2A）		后续强化奈拉替尼 [5]（2B）

2. 新辅助抗 HER-2 治疗使用曲妥珠单抗联合帕妥珠单抗

分层	Ⅰ级推荐	Ⅱ级推荐	Ⅲ级推荐
病理学完全缓解（pCR）	曲妥珠单抗 + 帕妥珠单抗 [3]（1A）	曲妥珠单抗（2B）	
未达病理学完全缓解 [*]（non pCR）	1. T-DM1 [4]（2A） 2. 曲妥珠单抗 + 帕妥珠单抗（2A）		后续强化奈拉替尼（2B）

乳腺癌的术前新辅助治疗

【注释】

1. HER-2 阳性新辅助治疗应该完成预先计划的治疗周期，只有完成足疗程后手术，术后才能根据新辅助治疗靶向药物使用情况及术后是否达到病理学完全缓解（pCR），来决定后续的辅助治疗。

2. 手术病理评估是术前新辅助治疗疗效评估的重要手段，术后是否达到 pCR，对评价新辅助治疗效果、决定术后辅助治疗方案具有重要参考价值。pCR 的定义有两种：①一般是指乳腺原发灶中找不到恶性肿瘤的组织学证据，或仅存原位癌成分；②严格意义上是指乳腺原发灶和转移的区域淋巴结均无恶性肿瘤的组织学证据，或仅存原位癌成分。

3. 对于足疗程新辅助治疗后已经达到 pCR 的患者，术后辅助治疗可继续原来的靶向治疗。新辅助治疗仅使用曲妥珠单抗的患者，基于术后辅助治疗临床的数据，也可考虑双靶向治疗。

4. 临床研究证明，曲妥珠单抗联合帕妥珠单抗的双靶向治疗，优于单用曲妥珠单抗，而 KATHERINE 研究结果显示，术前治疗使用曲妥珠单抗未达到 pCR 的患者，术后辅助治疗使用 T-DM1 可以进一步改善预后[14]。因此，术前抗 HER-2 治疗仅使用曲妥珠单抗的患者，若未达到 pCR，建议 T-DM1。但目前为止并无 T-DM1 优于 HP 双靶向治疗的阳性结果，对于部分新辅助治疗后肿瘤退缩明显的患者，也可考虑 HP 方案。对于术前抗 HER-2 治疗使用双靶向治疗未达 pCR 者，可考虑 T-DM1。

5. ExteNET 研究显示，Ⅱ~Ⅲ期 HER-2 阳性乳腺癌患者，在曲妥珠单抗辅助治疗结束后 2 年内开始口服奈拉替尼 1 年辅助治疗[15]。相比安慰剂组，奈拉替尼组的 iDFS 获得明显提高。基于此，对于新辅助治疗后未达 pCR 的患者，辅助靶向治疗应首选 HP 或 T-DM1，在完成辅助靶向治疗后，可考虑序贯奈拉替尼。

（四）三阴性乳腺癌新辅助治疗

Ⅰ级推荐	Ⅱ级推荐
1. 紫杉联合蒽环方案[1] 　 TAC（1A） 　 AT（2A） 2. 紫杉联合铂类方案 　 TP[2,3]（2A）	1. TP+ 帕博利珠单抗（2A）[3] 2. AC-T（1B） 3. AC-TP（2A）

注：T. 紫杉类，包括多西他赛、白蛋白紫杉醇[4]、紫杉醇

　　A. 蒽环类，包括表柔比星、吡柔比星[5]、多柔比星

　　C. 环磷酰胺

　　P. 铂类

【注释】

1　根据治疗目的，在新辅助治疗开始前制订合理的方案和计划周期数。治疗方案均以紫杉联合为主，可以联合蒽环，也可以联合铂类。原则上，蒽环联合紫杉治疗有效者，应按照既定方案完成新辅助治疗，并及时讨论手术时机和合理的术式。但疗效欠佳的可手术患者，可考虑更换化疗方案，如部分初始使用 AT 方案效果欠佳的患者，可选择 NP 方案，序贯治疗疗效仍欠佳时应

调整治疗策略，争取手术机会。

2 NeoCART 研究结果显示，与 8 个周期的 AC-T 方案相比，6 周期的 TP 方案可以进一步提高三阴性患者新辅助治疗的 pCR 率[16]，但由于Ⅲ期临床研究数据不多，目前并不常规推荐含铂方案，年轻、有乳腺癌家族史的三阴性乳腺癌患者，尤其有 *BRCA* 突变时，可考虑采用含铂方案。

3 KEYNOTE 522 研究提示对三阴性乳腺癌患者，新辅助治疗时在 TP-AC 基础上增加 PD-1 抑制剂可以显著提高患者 pCR 率，术后继续使用帕博利珠单抗可以进一步改善患者的 EFS[17]。2022 年帕博利珠单抗首次获批用于早期高危三阴性乳腺癌患者的治疗。国内开展的多中心临床研究 cTRIO 同样显示 6 个周期的 TP+PD-1 抑制剂可以获得较高的 pCR 率，为患者治疗带来更多选择。

4 以往临床研究中，紫杉类药物都采用多西他赛或紫杉醇，但 GBG69 研究显示，新辅助治疗中白蛋白紫杉醇比溶剂型紫杉醇有更高的 pCR 率，同时能够改善患者 DFS[13]。

5 以往临床研究中，蒽环类以多柔比星为主。但考虑到药物可及性，结合我国临床实践，蒽环类药物可以选择多柔比星（常用推荐剂量为 60mg/m^2），也可以选择吡柔比星（常用推荐剂量为 50mg/m^2）或表柔比星（常用推荐剂量为 100mg/m^2）。

新辅助化疗常用方案

方案	剂量	用药时间	时间及周期
TAC			
多西他赛	$75mg/m^2$	d1	$1/21d \times 6$
多柔比星	$50mg/m^2$	d1	
环磷酰胺	$500mg/m^2$	d1	
AT（蒽环联合紫杉类）			
多柔比星	$50mg/m^2$	d1	1/21d
多西他赛	$75mg/m^2$	d1	
或白蛋白紫杉醇	$125mg/m^2$	d1、d8	
TP（紫杉联合铂类）			
多西他赛	$75mg/m^2$	d1	$1/21d \times 6$
或白蛋白紫杉醇	$125mg/m^2$	d1、d8	
卡铂	AUC=6	d1	

新辅助化疗常用方案（续）

方案	剂量	用药时间	时间及周期
TP（紫杉联合铂类）+ 帕博利珠单抗 -AC（序贯蒽环类联合环磷酰胺）			
紫杉醇	$80mg/m^2$	d1、d8、d15	$1/21d \times 4$
卡铂	AUC=5	d1	
帕博利珠单抗	200mg	d1	
序贯			
表柔比星	$90\sim100mg/m^2$	d1	$1/21d \times 4$
环磷酰胺	$600mg/m^2$	d1	
AC（蒽环类联合环磷酰胺）-T（序贯紫杉类）			
表柔比星	$90\sim100mg/m^2$	d1	$1/21d \times 4$
环磷酰胺	$600mg/m^2$	d1	
序贯			
紫杉醇	$80mg/m^2$	d1	$1/7d \times 12$
或多西他赛	$80\sim100mg/m^2$	d1	$1/21d \times 4$
或白蛋白紫杉醇	$125mg/m^2$	d1、d8	

新辅助化疗常用方案（续）

方案	剂量	用药时间	时间及周期
AC-TP（蒽环联合紫杉序贯铂类）			
表柔比星	$90\sim100\mathrm{mg/m^2}$	d1	$1/21\mathrm{d}\times4$
环磷酰胺	$600\mathrm{mg/m^2}$	d1	
序贯			
紫杉醇	$80\mathrm{mg/m^2}$	d1	$1/7\mathrm{d}\times12$
或白蛋白紫杉醇	$125\mathrm{mg/m^2}$	d1、d8	$1/21\mathrm{d}\times4$
卡铂	AUC=5	d1	

注：化疗过程中需要注意避免骨髓功能抑制，合理地预防性使用 CSF（详见"七、乳腺癌的治疗管理"）。

新辅助治疗后三阴性患者的辅助治疗[1]

分层	I级推荐	II级推荐
病理学完全缓解（pCR）		新辅助方案含 PD-1 抑制剂，继续使用至满 1 年（1A）
未达病理学完全缓解（non pCR）	1. 卡培他滨[1]（1A）	1. 新辅助方案含 PD-1 抑制剂，继续使用至满 1 年（1A） 2. 奥拉帕利[1]（*BRCA* 突变）（1B）

卡培他滨：1 250mg/m², 2 次 /d, 服 2 周休 1 周，共 6~8 周期或 650mg/m², 2 次 /d, 口服 1 年
奥拉帕利：300mg, 2 次 /d, 口服 1 年

【注释】

1 三阴性乳腺癌患者，应根据新辅助治疗后是否达 pCR 选择后续治疗，在足疗程的前提下，新辅助化疗如果未达 pCR，根据 CREATE-X 研究结果，术后可予 6~8 周期的卡培他滨治疗。应根据患者的一般情况、治疗反应、既往治疗情况选择卡培他滨的服用方式。对于有 *BRCA* 突变的患者，在新辅助治疗后，也可考虑使用奥拉帕利治疗[18]。

2 新辅助治疗中已经使用 PD-1 抑制剂的三阴性乳腺癌患者，术后是否达 pCR，术后都可以继续使用 PD-1 抑制剂满 1 年，使用过程中应严格监测患者的不良反应（详见"七、乳腺癌的治疗管理"）。

（五）激素受体阳性乳腺癌新辅助治疗

1. 激素受体阳性乳腺癌新辅助化疗

Ⅰ级推荐	Ⅱ级推荐
蒽环联合紫杉方案 　TAC 方案（1A） 　AT 方案（2A）	以蒽环和紫杉为主的其他方案 　AC-T 方案（1B）

注：T. 紫杉类，包括多西他赛、白蛋白紫杉醇、紫杉醇

　　A. 蒽环类，包括表柔比星、吡柔比星、多柔比星

　　C. 环磷酰胺

新辅助化疗注释及剂量推荐参考"（四）三阴性乳腺癌新辅助治疗"。

2. 激素受体阳性乳腺癌新辅助内分泌治疗

对需要术前新辅助治疗而又不适合化疗、暂时不适合手术或无须即刻手术，以及新辅助化疗不敏感或疗效欠佳的激素依赖型患者，可考虑新辅助内分泌治疗。

分层	Ⅰ级推荐	Ⅱ级推荐
绝经后	AI[1, 2]（1A） AI+CDK4/6 i（2A）	氟维司群（2B） 鼓励参与严格设计的临床研究
绝经前[3]		OFS+AI（1A） OFS+AI+CDK4/6i（2B）

AI. 依西美坦，25mg，1 次 /d，或阿那曲唑 1mg，1 次 /d，或来曲唑 2.5mg，1 次 /d
CDK4/6i. 包括国内已上市的 CDK4/6 抑制剂

1 绝经后激素受体阳性患者，新辅助内分泌治疗推荐芳香化酶抑制剂，包括阿那曲唑、来曲唑、依西美坦；部分不适合芳香化酶抑制剂的患者（如骨密度 T<–2.5），可考虑使用氟维司群。绝经前激素受体阳性患者，新辅助内分泌治疗可选卵巢功能抑制联合芳香化酶抑制剂。对于部分需要接受新辅助内分泌治疗的局部晚期患者，也可考虑联合 CDK4/6 抑制剂，或参加临床研究。

2 新辅助内分泌治疗一般应每两个月进行一次疗效评价，治疗有效且可耐受的患者，可持续治疗至 6 个月。完成术前内分泌治疗后，接受手术治疗，根据术后病理，选择后续治疗方案。

3 绝经前患者术前内分泌治疗与术前化疗比较的临床研究结果尚有限，除临床研究外，目前原则上不推荐对绝经前患者采用术前内分泌治疗。

三、乳腺癌的术后辅助治疗

（一）辅助治疗前评估及检查

	基本原则
肿瘤相关评估	1. 明确肿瘤临床分期 [1] 2. 明确肿瘤病理类型、组织学分级、分子特征（ER、PR、HER-2、Ki-67） 3. 多基因表达谱检测 [2]，如 21 基因复发风险评估（Oncotype DX®）、70 基因检测（MammaPrint®）、28 基因（RecurIndex®）检测
自身状况评估 [3]	1. 既往史（尤其关注与治疗相关的重要病史信息） 2. 体格检查 3. 一般血液学检查 4. 评估主要脏器功能（包括肝、肾、心脏） 5. 心理评估及疏导 6. 育龄期女性必要时进行生育咨询 7. 遗传性乳腺高危患者进行遗传学咨询

【注释】

1 肿瘤临床分期参考《AJCC 癌症分期手册》（第 8 版），应依据手术后的病理情况进行 TNM 分期，包括肿块数目、位置、最大径和区域淋巴结状况及切缘情况。远处病灶评估（M 分期）详见"早期乳腺癌确诊检查"相关内容。

2 国外指南推荐将多基因表达谱测定作为部分激素受体阳性、HER-2 阴性患者选择辅助化疗的重要依据，TAILORx 研究显示 $T_{1-2}N_0M_0$、ER（+）、HER-2（−）进行 21 基因表达测定时，约 70% 患者 RS 评分为 11~25 分，这部分患者化疗并不获益[19]；Rxponder 研究显示，淋巴结 1~3 枚阳性、RS ≤ 25 的绝经前乳腺癌患者，辅助化疗减少了 46% 的复发及死亡风险，但对于绝经后患者，化疗获益不明显，可以免除化疗[20]。MINDACT 研究显示对于临床高危的部分患者，70 基因检测结果也可筛选部分患者避免化疗。考虑到 MammaPrint 已经在国内获批上市，对于需要多基因表达谱测定的患者，推荐 MammaPrint 检测[21]。此外，28 基因检测是针对亚洲 ER/PR 阳性、HER-2 阴性早期乳腺癌患者的多基因检测，筛选出乳腺癌最相关的 28 个基因，纳入肿瘤大小、年龄、淋巴结状态、病理分级及有无脉管癌栓等临床因素，评估患者远处转移风险及局部复发风险，为是否辅助化疗和放疗提供参考依据。

3 须详细评估患者一般状况，评估其对治疗的耐受性，综合制订治疗方案。

乳腺癌的术后辅助治疗

（二）HER-2 阳性乳腺癌辅助治疗

1. 初始治疗

分层	Ⅰ级推荐	Ⅱ级推荐	Ⅲ级推荐
腋窝淋巴结阳性[1]	AC-THP（1A） TCbHP（1A）	AC-TH[2]（2A） TCbH[2]（2A）	
腋窝淋巴结阴性，肿瘤>2cm且伴高危因素[1]，如： 1. ER 阴性 2. 高 Ki67	AC-TH（2A） TCbH（2A）	AC-THP（2A） TCbHP（2A）	TC+H（2B）
1. 腋窝淋巴结阴性，肿瘤>2cm且无其他危险因素[3] 2. 腋窝淋巴结阴性，肿瘤≤2cm	TC+H（2A）	TH（2A）	
激素受体阳性且无须化疗或不能耐受化疗者		H+内分泌治疗[4]（2A）	

注：A.蒽环类[6]，包括表柔比星、吡柔比星、多柔比星；T.紫杉类，包括多西他赛、紫杉醇；C.环磷酰胺；Cb.卡铂；H.曲妥珠单抗；P.帕妥珠单抗。

2. 后续强化

分层	Ⅰ级推荐	Ⅱ级推荐
淋巴结阳性、H 辅助治疗后	序贯奈拉替尼[5]（1A）	
淋巴结阳性、HP 辅助治疗后		序贯奈拉替尼（2A）

【注释】

1　APHINITY 研究结果显示，与使用含曲妥珠单抗的方案相比，使用含帕妥珠单抗和曲妥珠单抗的双靶向治疗方案能够降低患者的复发风险，其中淋巴结阳性患者获益最显著[22]。因此，对于有高危复发风险，尤其是腋窝淋巴结阳性的患者，推荐使用帕妥珠单抗和曲妥珠单抗双靶向治疗。

2　专家不认可适合单靶的患者都需要考虑双靶向治疗，对于腋窝淋巴结阴性的患者，需综合其他危险因素（如肿瘤大、ER 阴性、组织学 3 级、Ki-67 高表达等），选择最佳的治疗方案。NSABP B-31/-N9831 研究确立了 AC-TH（蒽环联合环磷酰胺序贯紫杉类药物联合曲妥珠单抗）优于常规 AC-T 化疗[23]。BCIRG 006 确立了 TCbH 方案（多西他赛、卡铂联合曲妥珠单抗）也优于 AC-T，可作为辅助治疗方案的另一个选择，该研究经 10 年长期随访显示 TCbH 和 AC-TH 两种方案的远期疗效相似，且 TCbH 方案心功能不全发生率较低，因此对于心脏安全性要求更高的患者，可以选择 TCbH 方案。

3 研究显示 HER-2 阳性 $T_{1ab}N_0M_0$ 患者 5 年复发转移风险是 HER-2 阴性患者的 5 倍以上，提示 HER-2 阳性、淋巴结阴性的小肿瘤患者，相对于 HER-2 阴性的小肿瘤仍有较高的复发风险。对于这类患者，在曲妥珠单抗的基础上，可以进一步减少化疗。既往研究提示，早期乳腺癌患者使用 TC+H 治疗，2 年 DFS 和 2 年 OS 率高达 97.8% 和 99.2%[24]，APT 研究提示 HER-2 阳性小肿瘤（≤3cm）患者使用 wTH 方案，其 3 年无侵袭性疾病生存率可达 98.7%[25]。因此，对于 T1N0，HER-2 阳性的低危患者，可考虑选择 TC+H 或者 wTH 方案。

4 由于曲妥珠单抗及帕妥珠单抗等药物可能增加心脏毒性，不建议与蒽环类化疗药同时使用，但可与辅助放疗、辅助内分泌治疗同时使用（详见"七、乳腺癌的治疗管理"）。对于激素受体阳性患者，如低危患者无须化疗，或虽需化疗但无法耐受化疗的患者，可以考虑内分泌联合靶向治疗。

5 ExteNET 研究探索了另一种抗 HER-2 双靶向治疗策略，Ⅱ~Ⅲ期 HER-2 阳性乳腺癌患者，在曲妥珠单抗辅助治疗结束后 2 年内开始口服奈拉替尼 1 年辅助治疗[15]。相比安慰剂组，奈拉替尼组的 iDFS 获得明显提高。HER-2 阳性患者需要强化靶向治疗时，应先考虑双靶向治疗的适应证，对于已完成曲妥珠单抗为基础的辅助治疗，疾病未进展但存在高危因素的患者，可考虑序贯奈拉替尼。

6 以往临床研究中，蒽环类以多柔比星为主。但考虑到药物可及性，结合我国临床实践，蒽环类药物可以选择多柔比星（常用推荐剂量为 60mg/m²），也可选择吡柔比星（常用推荐剂量为 50mg/m²）或表柔比星（常用推荐剂量为 100mg/m²）。

HER-2 阳性辅助治疗常用方案

方案	剂量	用药时间	时间及周期
AC（蒽环类联合环磷酰胺）-THP（紫杉类联合曲妥珠单抗、帕妥珠单抗）			
表柔比星＋环磷酰胺序贯紫杉醇＋曲妥珠单抗＋帕妥珠单抗			
表柔比星	$90\sim100mg/m^2$	d1	$1/21d\times4$
环磷酰胺	$600mg/m^2$	d1	
序贯			
紫杉醇	$80mg/m^2$	d1	$1/7d\times12$
曲妥珠单抗	首剂 8mg/kg，之后 6mg/kg	d1	1/21d，完成 1 年
帕妥珠单抗	首剂 840mg，之后 420mg	d1	
表柔比星＋环磷酰胺序贯多西他赛＋曲妥珠单抗＋帕妥珠单抗			
表柔比星	$90\sim100mg/m^2$	d1	$1/21d\times4$
环磷酰胺	$600mg/m^2$	d1	

HER-2 阳性辅助治疗常用方案（续）

方案	剂量	用药时间	时间及周期
序贯			
多西他赛	$80\sim100\text{mg/m}^2$	d1	1/21d×4
曲妥珠单抗	首剂 8mg/kg，之后 6mg/kg	d1	1/21d，完成 1 年
帕妥珠单抗	首剂 840mg，之后 420mg	d1	
TCbHP			
多西他赛	75mg/m^2	d1	1/21d×6
卡铂	AUC=6	d1	
曲妥珠单抗	首剂 8mg/kg，之后 6mg/kg	d1	1/21d，完成 1 年
帕妥珠单抗	首剂 840mg，之后 420mg	d1	

方案	剂量	用药时间	时间及周期
AC（蒽环类联合环磷酰胺）-TH（紫杉类联合曲妥珠单抗）			
蒽环类 + 环磷酰胺序贯多西他赛 + 曲妥珠单抗			
表柔比星	$90\sim100\mathrm{mg/m^2}$	d1	$1/21\mathrm{d} \times 4$
环磷酰胺	$600\mathrm{mg/m^2}$	d1	
序贯			
多西他赛	$80\sim100\mathrm{mg/m^2}$	d1	$1/21\mathrm{d} \times 4$
曲妥珠单抗	首剂 8mg/kg，之后 6mg/kg	d1	1/21d，完成 1 年
蒽环类 + 环磷酰胺序贯紫杉醇 + 曲妥珠单抗			
表柔比星	$90\sim100\mathrm{mg/m^2}$	d1	$1/21\mathrm{d} \times 4$
环磷酰胺	$600\mathrm{mg/m^2}$	d1	
序贯			
紫杉醇	$80\mathrm{mg/m^2}$	d1	$1/7\mathrm{d} \times 12$
曲妥珠单抗	首剂 4mg/kg，之后 2mg/kg	d1	1/7d，完成 1 年

HER-2 阳性辅助治疗常用方案（续）

方案	剂量	用药时间	时间及周期
密集表柔比星 + 环磷酰胺序贯密集紫杉醇 + 曲妥珠单抗			
表柔比星	$100mg/m^2$	d1	$1/14d \times 4$
环磷酰胺	$600mg/m^2$	d1	
序贯			
紫杉醇	$175mg/m^2$	d1	$1/14d \times 4$
曲妥珠单抗	首剂 4mg/kg，之后 2mg/kg	d1	1/7d，完成 1 年
TCbH			
多西他赛	$75mg/m^2$	d1	$1/21d \times 6$
卡铂	AUC 6	d1	
曲妥珠单抗	首剂 8mg/kg，之后 6mg/kg	d1	1/21d，完成 1 年
TC+H			
多西他赛	$75mg/m^2$	d1	$1/21d \times 4$
环磷酰胺	$600mg/m^2$	d1	
曲妥珠单抗	首剂 8mg/kg，之后 6mg/kg	d1	1/21d，完成 1 年
TH（周疗紫杉醇 + 曲妥珠单抗）			
紫杉醇	$80mg/m^2$	d1	$1/7d \times 12$
曲妥珠单抗	首剂 4mg/kg，之后 2mg/kg	d1	1/7d，完成 1 年

（三）三阴性乳腺癌辅助治疗 [1-2]

1. 初始治疗

分层	Ⅰ级推荐	Ⅱ级推荐	Ⅲ级推荐
满足以下任一条件者： 淋巴结阳性 肿瘤 >2cm	1. AC-T[3]（1A） 2. ddAC-ddT（1A）	TAC[4]（1B） TP[5]（2A）	1. AC-TP（2B） 2. FEC-T（2B）
复发风险较低的患者 肿瘤 ≤2cm 且淋巴结阴性	1. TC×4[7]（1A） 2. AC[6]（1A）	AC-T（2A） TC×6[8]（2A）	

注：A. 蒽环类[11]，包括表柔比星、吡柔比星、多柔比星

　　E. 表柔比星

　　T. 紫杉类，包括紫杉醇、多西他赛

　　F. 5-FU

　　C. 环磷酰胺

2. 后续强化

分层		Ⅰ级推荐	Ⅱ级推荐
满足以下任一条件者： **1.** 淋巴结阳性 **2.** 肿瘤>2cm	*BRCA* 无突变		化疗后序贯卡培他滨[9]（2A）
	BRCA 有突变		化疗后序贯奥拉帕利[10]（1B）
淋巴结阴性且肿瘤 1~2cm			化疗后序贯卡培他滨[9]（2B）

卡培他滨：650mg/m^2，2 次/d，口服 1 年，或 1 250mg/m^2，2 次/d，服 2 周休 1 周，共 6~8 周期

奥拉帕利：300mg，2/d，口服一年

【注释】

1　辅助化疗原则

（1）早期乳腺癌辅助化疗的目的是争取治愈，所以要强调标准、规范的化疗，包括标准的方案、药物、剂量、治疗周期和疗程。

（2）化疗药物的选择、剂量和应用以及相关毒性的处理很复杂，考虑到毒性反应、个体差异及合并症等因素，可根据患者危险度、耐受程度、个人意愿并结合临床研究的背景选择化疗方案，并制订预防呕吐、骨髓抑制的管理方案（详见"七、乳腺癌的治疗管理"）。

（3）化疗时应注意化疗药物的给药顺序、输注时间和剂量强度，严格按照药品说明和配伍禁忌

使用。若无特殊情况，一般不建议减少标准化疗计划周期数。

2. 对部分三阴性乳腺癌患者，如存在已知的 *BRCA* 突变，如在蒽环和紫杉基础上需考虑铂类（顺铂、卡铂）药物用于辅助治疗，大多数专家认为这类患者应该在新辅助治疗中提前考虑铂类。

3. AC 序贯紫杉醇三周方案与 AC 辅助化疗相比，在激素受体阴性的亚组人群中，序贯紫杉醇组取得更好的 DFS。因此，目前推荐对于复发风险相对较高的患者行 AC-T 的化疗方案。根据 CALGB 9741 研究及 EBCTCG meta 分析结果，剂量密集型 AC-T 可用于部分可耐受的高危乳腺癌患者。

4. BCIRG005 研究显示 AC-T 与 TAC 辅助化疗疗效在 DFS 和 OS 上无明显差异，但序贯组血液学毒性显著低于联合组[26]。因此，考虑到患者耐受性，对于高危患者优先推荐 AC-T 的辅助化疗。

5. 铂类药物在三阴性乳腺癌辅助治疗中的地位仍存在一定争议，PATTERN 研究显示，与 FEC-T 方案相比，含铂方案 5 年 DFS 提高了 6.2%（86.5% vs. 80.3%），复发风险降低 35%，探索性亚组分析中发现年龄轻、肿瘤分级高者更倾向于从铂类治疗中获益[27]。

6. 一些临床研究结果显示，4 个周期的 AC 等效于 CMF 方案，且应用更加简单、疗程更短，两者副作用也无很大差别。因此，AC 方案可作为部分中、低危且需要接受辅助化疗的患者的基本方案。

7. US 9735 研究比较了 TC 与 AC 用于乳腺癌辅助化疗的疗效。该试验入组了较多的中、低危患者，结果显示，TC 方案带来了无病生存期及总生存的提高[28]。因此目前对于部分中、低危且需要接受辅助化疗的患者，尤其是存在蒽环类心脏毒性隐患时，也可优先推荐选择 TC 方案的辅助化疗。

8   PLAN B 研究评估不含多柔比星 TC 方案对比传统 A-T 序贯治疗对临床高危型或基因组 - 高危型 HER-2 阴性早期乳腺癌治疗作用的临床试验，结果显示：TC 与 EC-T 方案 5 年无疾病生存期均达到 90%，达到了预期非劣效性标准[29]。TC 与 EC-T 方案生存结果类似，6 周期 TC 方案可作为 HER-2 阴性早期乳腺癌辅助治疗方案之一。

9   SYSUCC-001 研究是由中国学者发起的一项针对早期三阴性乳腺癌患者辅助治疗的临床研究，研究对完成标准治疗的 TNBC 患者采用一年卡培他滨拍化疗维持治疗[30]。在 56.5 个月的中位随访期间，卡培他滨组的 5 年 DFS 率明显优于观察组。提示三阴性乳腺癌患者标准化疗后，继续一年的卡培他滨节拍化疗可以降低患者的复发风险。

10 OlympiA 研究纳入了 HER-2 阴性 *BRCA1/2* 突变的高危患者，结果提示，在完成了新辅助或辅助治疗后，患者序贯奥拉帕利可以降低 42% 的复发或死亡风险，绝对获益达 8.8%[18]。对于有 *BRCA1/2* 突变的三阴性乳腺癌患者，在完成辅助治疗后，可考虑奥拉帕利治疗[31]。

11 既往临床研究中，AC 或 AC-T 方案中的蒽环类以多柔比星为主。但考虑到药物可及性，结合我国临床实践，蒽环类药物可以选择多柔比星（常用推荐剂量为 $60mg/m^2$），也可选择吡柔比星（常用推荐剂量为 $50mg/m^2$）或表柔比星（常用推荐剂量为 $100mg/m^2$）。

辅助化疗常用方案

方案	剂量	用药时间	时间及周期
AC（蒽环类联合环磷酰胺）-T（紫杉类）			
蒽环类 + 环磷酰胺序贯多西他赛			
表柔比星	$90{\sim}100mg/m^2$	d1	$1/21d \times 4$
环磷酰胺	$600mg/m^2$	d1	
序贯			
多西他赛	$80{\sim}100mg/m^2$	d1	$1/21d \times 4$
蒽环类 + 环磷酰胺序贯周疗紫杉醇			
表柔比星	$90{\sim}100mg/m^2$	d1	$1/21d \times 4$
环磷酰胺	$600mg/m^2$	d1	
序贯			
紫杉醇	$80mg/m^2$	d1	$1/7d \times 12$
密集蒽环类 + 环磷酰胺序贯密集紫杉醇			
表柔比星	$90{\sim}100mg/m^2$	d1	$1/14d \times 4$
环磷酰胺	$600mg/m^2$	d1	
序贯			
紫杉醇	$175mg/m^2$	d1	$1/14d \times 4$

辅助化疗常用方案（续）

方案	剂量	用药时间	时间及周期
密集蒽环类 + 环磷酰胺序贯周疗紫杉醇			
表柔比星	90~100mg/m^2	d1	1/14d × 4
环磷酰胺	600mg/m^2	d1	
序贯			
紫杉醇	80mg/m^2	d1	1/7d × 12
TP			
紫杉醇	80mg/m^2	d1、d8、d15	1/28d × 6
卡铂	AUC=2	d1、d8、d15	
AC（蒽环类 + 环磷酰胺）			
表柔比星	100mg/m^2	d1	1/21d × 4
环磷酰胺	600mg/m^2	d1	
TC			
多西他赛	75mg/m^2	d1	1/21d
环磷酰胺	600mg/m^2	d1	

方案	剂量	用药时间	时间及周期
TAC			
多西他赛	$75mg/m^2$	d1	$1/21d \times 6$
多柔比星	$50mg/m^2$	d1	
环磷酰胺	$500mg/m^2$	d1	
FEC-T			
氟尿嘧啶	$500mg/m^2$	d1	$1/21d \times 3$
表柔比星	$100mg/m^2$	d1	
环磷酰胺	$500mg/m^2$	d1	
序贯			
多西他赛	$80\sim100mg/m^2$	d1	$1/21d \times 3$

注：化疗过程中需要注意避免骨髓功能抑制，合理地预防性使用 CSF（详见"七、乳腺癌的治疗管理"）。

乳腺癌的术后辅助治疗

（四）激素受体阳性乳腺癌辅助治疗

1. 辅助化疗

分层	Ⅰ级推荐	Ⅱ级推荐	Ⅲ级推荐
高复发风险的患者： 1. 淋巴结 ≥ 4 个阳性 2. 淋巴结 1~3 个阳性并伴有其他高危因素	AC-T（1A） ddAC-dd T（2A）	TAC（2A） TC×6（2A）	FEC-T（2B）
淋巴结 1~3 个阳性[1]但无其他危险因素，或淋巴结阴性，符合以下危险因素之一： 1. Ki-67 高表达（≥ 30%）[2] 2. T>2cm 3. 年龄<35 岁	AC（1A） TC×4（1A）	AC-T（2A） TC×6（2A）	

注：A. 蒽环类，包括表柔比星、吡柔比星、多柔比星

E. 表柔比星

T. 紫杉类，包括紫杉醇、多西他赛

F. 5-FU

C. 环磷酰胺

【注释】

1 对于激素受体阳性/HER-2阴性患者，其化疗方案的制订取决于疾病对化疗的反应性与疾病复发风险。大部分专家认为激素受体阳性乳腺癌"对化疗反应较差"，若存在需要化疗的指标（如淋巴结1~3个阳性），则可推荐AC或TC方案；但对于淋巴结≥4个的高危患者，可推荐AC-T的方案。

2 Ki-67表达水平是选择化疗的重要因素之一。对于其他危险因素较低的患者（HR阳性，HER-2阴性，T_1N_0），若Ki-67≥30%，推荐进行辅助化疗；若Ki-67≤14%，由于获益不明确，目前并不推荐辅助化疗；若Ki-67为15%~30%，可考虑多基因检测，综合考虑患者的意愿、对化疗的耐受程度及化疗可能带来的获益及风险，充分与患者沟通后决定是否需要进行辅助化疗（关于基因表达测定可见"辅助治疗前评估"）。

乳腺癌的术后辅助治疗

2. 辅助内分泌治疗

（1）辅助内分泌治疗对激素受体（ER/PR）阳性的乳腺癌患者至关重要，激素受体阳性的判断标准详见"分子分型"相关内容。

（2）对 ER 弱阳性患者（阳性率 1%~9%），其生物学行为与 ER 阴性相似，因此不建议放弃辅助化疗，在完成辅助化疗后，可酌情考虑进行辅助内分泌治疗。但对于绝经前患者，如 ER 阳性率为 1%~9%，不建议采用卵巢功能抑制联合口服内分泌药物的方案。

（3）辅助内分泌治疗不建议与辅助化疗同时使用，化疗周期结束后再开始内分泌治疗，放疗与内分泌治疗可先后或同时进行。

（4）由于卵巢功能的判断对辅助内分泌治疗方案的选择非常重要，无论患者是否化疗，均应于全身治疗前了解患者的月经状况，判定患者的卵巢功能状态，制订患者的全程辅助治疗方案。

绝经的定义：绝经可分为自然绝经和人工绝经，一般是指月经永久性终止，提示卵巢合成的雌激素持续性减少。满足以下任意一条者，都可认为达到绝经状态。

1）双侧卵巢切除术后。

2）年龄 ≥ 60 岁。

3）年龄 <60 岁，自然停经 ≥ 12 个月，在近 1 年未接受化疗、三苯氧胺、托瑞米芬或卵巢去势的情况下，FSH 和雌二醇水平在绝经后范围内。

4）年龄 <60 岁正在服用三苯氧胺或托瑞米芬的患者，FSH 和雌二醇水平连续两次在绝经后范围内。

绝经后乳腺癌患者辅助内分泌治疗策略

（1）初始治疗

治疗阶段	Ⅰ级推荐	Ⅱ级推荐	Ⅲ级推荐
高复发风险的患者： 1. 淋巴结≥4个阳性 2. 淋巴结1~3个阳性，同时伴以下危险因素之一： G_3 T≥5cm Ki67≥20%	1. AI+阿贝西利[4]（1A） 2. AI[1]（2A）	1. TAM+阿贝西利（2A） 2. TAM序贯AI（2A）	TAM（2B）
复发风险较低的患者 1. 淋巴结阴性 2. 淋巴结1~3个阳性，同时满足以下所有条件： G_{1-2} T<5cm Ki67<20%	AI[1]（1A）	TAM序贯AI（2A）	TAM（2B）

AI：依西美坦，25mg，1次/d，或阿那曲唑1mg，1次/d，或来曲唑2.5mg，1次/d

TAM：10mg，2次/d

阿贝西利：150mg，2次/d，服用2年

（2）后续强化

治疗阶段	I 级推荐	II 级推荐
初始辅助 AI 治疗已满 5 年且耐受性良好，符合以下条件之一者，考虑需要延长内分泌治疗[5]： 1. 淋巴结阳性 2. G_3 3. 其他需要行辅助化疗的危险因素	继续 AI[6]（2A）	换用 TAM[7]（2B）

【注释】

1　ATAC 研究随访 10 年结果显示，5 年 AI 治疗较 5 年 TAM 治疗可明显改善患者的无病生存，降低复发风险，确立了 AI 作为绝经后早期乳腺癌患者辅助治疗标准方案的地位。BIG1-98 研究[32]除验证了上述结果之外，还显示辅助治疗 5 年内 TAM 与 AI 的换药方案较 5 年 AI 治疗在疗效上并无明显差异。因而建议初始辅助内分泌治疗时为绝经后的患者使用 AI 5 年治疗，确实存在 AI 使用禁忌的患者，初始辅助内分泌治疗可考虑选择 TAM。

2　MA17 研究[33]、DATA 研究[34]纳入了初始辅助内分泌为 TAM 的患者，在使用 TAM 2~5 年后换用 AI 类药物，辅助内分泌治疗总时间至少为 5 年。研究结果证实了对于初始辅助治疗选择为 TAM 的患者（初始治疗时为绝经前，治疗过程中确认为绝经后状态的患者，或绝经后初始选择了 TAM 的患者），在治疗期换用 AI 治疗 2~5 年的可行性和有效性。

3　结合 BIG1-98 研究结果，换药方案更适宜于无法耐受原方案的患者。在使用 AI 或 TAM 的治疗过程中，需指导患者正确应对药物不良反应，如不能耐受者，可考虑 AI 与 TAM 换药。如初始治疗使用 AI 患者不能耐受其不良反应，可换用 TAM。

4　MonarchE 研究纳入了淋巴结阳性数 ≥4 个或淋巴结阳性数 1~3 个但有高危因素（组织学 3 级或 T ≥5cm 或 Ki67 ≥20%）的患者，研究发现，完成（新）辅助化疗后，在内分泌基础上增加 2 年的阿贝西利可以进一步降低患者的复发风险，2 年的生存获益绝对值达 3.5%[35]。因此，对于符合 MonarchE 临床研究的患者，可以在标准内分泌基础上联合 2 年的阿贝西利治疗。阿贝西利的推荐剂量为 150mg，2 次 /d，但实际服用量应根据患者耐受程度合理调整，其不良反应管理详见"七、乳腺癌的治疗管理"。

5　绝经后低危患者初始辅助内分泌治疗使用 AI 已满 5 年可以停药。"低危"定义为同时满足以下情况：术后 pT ≤2cm，G1，淋巴结阴性，无瘤周脉管肿瘤侵犯，ER 和 / 或 PR 阳性，HER-2 阴性。初始辅助 AI 治疗已满 5 年且耐受性良好的患者，符合以下条件之一可考虑延长内分泌治疗：淋巴结阳性、组织学 3 级、其他需要行辅助化疗的危险因素，如 Ki67>30%。

6　MA17R 研究结果显示，对于使用了 3~5 年 TAM 后使用 5 年 AI 后的患者，如继续 5 年 AI，即 AI 治疗时间达 10 年，较安慰剂组进一步降低了复发风险[36]；NSABP-B42 研究中，对于使用了 5 年 AI 后的患者或者 2.5 年 TAM 换用 2.5 年 AI 的患者，继续 5 年 AI 治疗，较安慰剂组降低了乳腺癌复发风险；为选择 AI 延长治疗提供了证据。但 IDEAL 研究、ABCSG-16 研究对比了完成 5 年辅助内分泌治疗的患者（含辅助 AI 治疗 5 年）继续 5 年 AI 对比 2~2.5 年 AI，未见显著 DFS

获益。因此对于耐受性良好，需要选择延长 AI 治疗的年限尚存争议。

7 绝经后患者，5 年 AI 后继续 5 年 TAM 或 AI，目前无随机对照研究结果，但基于既往研究中 TAM 治疗 5 年后换用 AI 继续治疗 5 年可以获益的证据，对需要延长治疗但无法继续耐受 AI 治疗的患者也可以考虑换 5 年 TAM 治疗。

绝经前乳腺癌患者辅助内分泌治疗策略

（1）初始治疗

分层	I 级推荐	II 级推荐	III 级推荐
淋巴结阳性 ≥ 4 个	1. OFS+AI + 阿贝西利（1A） 2. OFS+AI [5]（2A）	1. OFS+TAM+ 阿贝西利（1B） 2. OFS+TAM（2A）	TAM（2B）
淋巴结阳性 1~3 个，同时满足以下危险因素之一者 1. G_3 2. Ki67 ≥ 20% 3. T ≥ 5cm	1. OFS+TAM+ 阿贝西利（1A） 2. OFS+TAM（2A）	1. OFS+AI+ 阿贝西利（1B） 2. OFS+AI（2A）	TAM（2B）
淋巴结阳性 1~3 个且无其他危险因素，或淋巴结阴性且满足以下危险因素之一者 1. G_2 或 G_3 2. T>2cm 3. 高 Ki67	OFS+TAM [2-4]（1A）	OFS+AI（2A）	TAM（2B）

初始治疗（续）

分层	Ⅰ级推荐	Ⅱ级推荐	Ⅲ级推荐
淋巴结阴性，同时满足以下条件 1. G_1 2. $T \leq 2cm$ 3. 低 Ki-67	TAM[1]（1A）		

OFS：卵巢功能抑制

AI：依西美坦 25mg 1 次 /d，或阿那曲唑 1mg 1 次 /d，或来曲唑 2.5mg 1 次 /d

TAM：10mg 2 次 /d

阿贝西利：150mg 2 次 /d，服用两年

（2）后续强化[7]

分层	I 级推荐	II 级推荐
完成初始 TAM 5 年治疗，需要延长治疗的患者[8]	1. 未绝经患者延长 TAM（1A） 2. 确定绝经者，可序贯使用 AI（1A）	
完成 OFS + TAM 初始 5 年治疗，耐受性良好者[9]	绝经者序贯 AI（2A）	未绝经者使用 TAM（2B）
完成 OFS + AI 初始 5 年治疗，耐受性良好者[9]	绝经者使用 AI（2A）	未绝经患者使用 TAM（2B）或 OFS+AI（2B）

【注释】

1 既往的 NATO 研究及 Stockholm 研究证实了对于手术后激素受体阳性患者，辅助治疗使用 TAM 5 年较无内分泌治疗或 TAM 治疗 2 年更能改善无瘤生存率和总生存率，差异具有统计学意义。SOFT 研究中，在术后标准辅助治疗基础上，使用 OFS 联合 TAM 对比 TAM 5 年治疗，其 8 年随访结果显示，OFS 联合方案能够显著改善绝经前患者的 DFS，OFS+AI 方案的 DFS 绝对获益提高了 7%，相比单药 TAM，OFS+AI 的 8 年 DRFI 获益提高了 2.8%[37]。研究中预设的术后无辅助化疗亚组患者多为淋巴结阴性、G_1、T<2cm，亚组分析结果显示从 OFS 联合内分泌治疗中

获益有限，因而建议对于此类患者术后辅助内分泌治疗基本选择策略为 TAM 5 年。

2 卵巢功能抑制的方法包括药物性卵巢功能抑制（GnRHa 类药物：戈舍瑞林、亮丙瑞林等）、手术等，也有卵巢放疗去势方式，但不常规推荐。警惕有存在药物性卵巢功能抑制不完全的可能性，但不建议在使用 GnRHa 期间常规监测激素水平。

3 SOFT 研究中预设的化疗亚组及 2007 年关于 OFS 的 meta 分析中化疗联合 OFS 获益患者的临床特征分析显示，OFS 联合治疗获益患者更多为淋巴结阳性、组织学分级 2~3 级和肿瘤直径大于 2cm 的患者。

4 TEXT & SOFT 联合分析[38]对比了术后辅助内分泌治疗均使用 OFS 的基础上联合 TAM 5 年和 AI 5 年治疗的疗效。对于接受化疗患者，远处复发率降低了 2.6%（TEXT 研究）和 3.4%（SOFT 研究），证实了 OFS 联合 AI 治疗 5 年的获益。进一步的综合定量分析方法[39]指出，OFS 联合 AI 的绝对获益相关的因素为年龄<35 岁、≥4 个淋巴结阳性、组织学 3 级。提示具有上述因素的患者更能够获益于 OFS 联合 AI 治疗。

5 根据 MonarchE 研究结果，部分高危患者在内分泌基础上增加 2 年的阿贝西利可以进一步降低患者的复发风险[35]。对于绝经前患者，应根据患者的复发风险选择标准内分泌治疗，随后再考虑联合 2 年的阿贝西利治疗。

6 对于初始治疗时为绝经前，但 2~3 年内面临可能绝经的患者，目前无针对这一患者人群的研究。专家组认为可按以下选择。

（1）具有淋巴结 4 个及以上阳性或组织学 3 级的患者，可考虑行卵巢切除后使用 AI。

（2）对于 G₂、1~3 个淋巴结转移的患者，初始辅助治疗可以先选择 TAM，待绝经后再使用 5 年

AI 继续治疗。

7 初始治疗已满 5 年且耐受性良好的患者，符合以下条件之一可考虑延长内分泌治疗。

（1）淋巴结阳性。

（2）G_3。

（3）诊断时年龄<35 岁。

（4）Ki-67 高。

（5）pT_2 及以上。

8 NSABP B-14 研究中对于雌激素受体阳性、淋巴结阴性的乳腺癌患者，术后接受 10 年 TAM 治疗组较 5 年 TAM 治疗组并未显示出在生存方面优势。而其后 ATLAS[40]、aTTom 两项大型随机对照研究，共同证实了 10 年 TAM 治疗较 5 年 TAM 治疗可降低乳腺癌复发率。如初始治疗已经选择了 TAM 治疗，且完成 5 年 TAM 治疗后仍未绝经的患者，需要延长治疗的患者，推荐延长 TAM 治疗至满 10 年。

9 卵巢功能抑制联合口服内分泌药物 5 年治疗后的患者也存在远期复发的风险，虽然目前缺乏此类患者延长内分泌治疗方案的研究结果，且无随机对照研究比较 OFS 联合内分泌药物 5 年治疗后延长内分泌治疗的方案与 TAM 治疗 10 年的方案的疗效。但基于延长内分泌治疗获益的证据，对于可耐受患者可以建议延长内分泌治疗。

（五）乳腺癌术后辅助放疗

保乳术后[1]

分层	I级推荐	II级推荐
导管原位癌	全乳放疗（IA）[2] ± 瘤床加量（2A）	部分乳腺短程照射（APBI）（2A）[3-6] 部分乳腺照射（PBI）（2A）
浸润性癌 腋窝淋巴结阴性	全乳放疗（1A）± 瘤床加量（1B）[4, 5]	1. 部分乳腺短程照射（APBI）（2A）[6] 2. 全乳单周超大分割方案（2A）[8] 3. 全乳放疗 ± 瘤床加量 + 区域淋巴结放疗（2B）[7]
前哨淋巴结 1~2枚阳性，未行腋窝清扫	全乳放疗 ± 瘤床加量 + 区域淋巴结放疗（1B）	高切线野全乳放疗[4, 9]（1B）± 瘤床加量（1B）
腋窝淋巴结 1~3枚阳性	全乳放疗 ± 瘤床加量 + 区域淋巴结放疗[7]（1B）	全乳放疗 ± 瘤床加量（2B）[7]
腋窝淋巴结>3枚阳性	全乳放疗 ± 瘤床加量 + 区域淋巴结放疗（1A）	

乳房切除术后[1, 10]

分层	Ⅰ级推荐	Ⅱ级推荐
腋窝淋巴结阴性，T>5cm，或切缘<1mm	胸壁 ± 区域淋巴结放疗（2A）	低复发风险患者可考虑豁免术后放疗（2B）[7]
腋窝淋巴结 1~3 枚阳性	胸壁 + 区域淋巴结放疗（1B）	低复发风险患者可考虑豁免术后放疗（2B）[7]
pT$_4$ 或者腋窝淋巴结>3 枚阳性	胸壁 + 完整的区域淋巴结放疗（1A）	

【注释】

1. 此放疗适应证同样适用于新辅助化疗后患者。由于新辅助化疗后的辅助放疗决策尚无Ⅲ期随机对照临床试验结果可以参考，目前的推荐为结合患者新辅助治疗前的临床分期和新辅助化疗后的病理分期，按照病程中的最高分期，进行放疗决策。

2. BIG 3-07/TROG 07.01 研究结果显示，大分割方案和常规分割方案在局部区域复发和无病生存率方面均等效，且两组放疗的不良反应也相似。瘤床加量显著提高中高危 DCIS 的 5 年局部控制率但是同时增加 ≥ 2 度乳房疼痛和纤维化的发生率。该研究对中高危的定义为<50 岁或者 ≥ 50 岁且满足以下条件之一：可触及肿块，多灶，≥ 1.5cm，中-高核级，中央坏死，粉刺样坏死，距

切缘<10mm。考虑到大分割方案在浸润性癌中的长期疗效和安全性已经得到广泛认可，并从节约医疗资源和患者就医成本角度出发，对导管原位癌全乳放疗做出常规分割方案和大分割方案的同等推荐。同时建议临床充分评估风险和获益后，对于中高危 DCIS 实施瘤床加量。

3 术后全乳放疗可以降低导管原位癌患者约 50% 的包括导管原位癌和浸润性癌在内的复发风险。此外，目前已有回顾性研究证实包括 DCISionRT、Rst 和 DCIS score 等多项多基因模型，可精准区分 DCIS 保乳术后局部复发风险且多基因模型评分低危患者的放疗获益有限。但值得注意的是，基于多基因检测来指导放疗决策目前仍缺乏高级别循证证据支持。本指南鼓励 DCIS 患者综合年龄、组织学分级和切缘距离等各项临床病理预后因素，可考虑进行多基因模型评估，雌激素受体阳性的导管内癌接受内分泌治疗的前提下，对于综合评估复发风险低危的导管原位癌或者存在放疗相对禁忌证的患者，在充分评估放疗的风险和获益并结合患者意愿的前提下考虑减免术后放疗。

4 临床研究的长期随访证实，对于符合年龄 ≥ 70 岁、分期 $T_1N_0M_0$、激素受体阳性、HER-2（-）的老年患者，虽然术后放疗较单纯内分泌治疗仍然有局部控制率的优势，但是否接受术后放疗并未影响总生存和无病生存。目前随着更多的新型多基因预测模型的开展，早期低危乳腺癌患者的放疗方案的选择更加精准化。POLAR 研究基于 SweBCG91-RT 研究和 Princess Margaret 研究的入组人群，利用 16 基因的多基因模型筛选低复发风险人群，显示 POLAR-low 患者的自然病程复发率低，10 年 LRR 仅为 7%，且放疗获益有限[41]。符合 CALGB 9343 研究入组条件的患者当 21 基因 RS 评分 ≥ 11 时，在接受内分泌治疗基础上，仍然可以从保乳术后放疗中得到生存获益，5 年 OS 由 88% 提升至 93%[42]。对于符合上述临床研究入组条件的患者在接受内分泌治疗基础上，建议在结合患者意愿的前提下，综合多项因素充分评估放疗的风险和获益后可考虑减免术后放疗。

5 对于照射靶区仅需要包括患侧全乳的患者，全乳放疗推荐方案包括：常规分割方案 50Gy/25 次；大分割方案 40~42.5Gy/15~16 次，也可以考虑 43.5Gy/15 次方案。鉴于两个方案在疗效上相等且美容效果和放疗不良反应相当，而大分割方案可以节约医疗资源和患者就医成本，推荐大分割方案作为全乳放疗首选方案。III 期随机对照临床研究已证实，全乳放疗 + 序贯临床加量的大分割方案和常规分割方案在局部区域复发和放疗副反应方面均相似[43]。推荐序贯瘤床加量方案：常规分割方案 10~16Gy/5~8 次；大分割方案 8.7~10Gy/3~4 次。上述剂量分割方案推荐也适用于乳房高位切线野的全乳放疗。

6 部分乳腺短程照射 / 部分乳腺照射（APBI/PBI）：建议对于 BRCA 阴性患者，参照美国放射肿瘤学会推荐选择合适的患者[44]，也可以参照 RAPID，NSABP B-39 以及 APBI-IMRT-Florence 研究的入组标准[45-46]。可采用外照射或者组织间插植技术实施 APBI/PBI，外照射优选推荐 IMRT 技术。分割方案推荐首选 30Gy/（5 次 ×2 周），或者也可以考虑 40Gy/15 次或者 38.5Gy/10 次，每日两次方案。但目前 APBI/PBI 最低最有效的剂量仍有探索空间。APBI-OPAR 研究作为第一个发表的 ABPI 两个剂量梯度直接对比的研究，入组了包含 DCIS 及浸润性乳腺癌患者，其 4 年随访结果明确了 5.5 或 6Gy/Fx，每日 1 次 ×5 的治疗模式下，美容效果显著优于 RAPID 研究，但劣于 APBI-IMRT-Florence 研究，其预后疗效数据仍待长期随访。本指南鼓励合适的患者积极参加国内外针对 APBI 剂量分割模式探索的前瞻性临床研究。

7 由于新辅助全身治疗后的辅助放疗决策尚无 III 期随机对照临床试验结果可以参考，目前的推荐为结合患者新辅助治疗前的临床分期和新辅助化疗后的病理分期，按照病程中的最高分期，进行放疗决策。RAPCHEM 研究的 5 年随访结果提示，对于 cT$_{1-2}$ 患者，根据新辅助治疗后的 ypN 分期，腋窝手术方式和危险因素（包括组织学Ⅲ级、脉管癌栓、肿块>3cm）进行复发风险分层并给予个体化放疗决策，可获得较好的局部控制（5 年局部区域复发率<4%）[47]。

8　区域淋巴结放疗：在接受完整腋窝淋巴结清扫术（基本定义为Ⅰ、Ⅱ站腋窝淋巴结清扫）的患者，区域淋巴结放疗范围为患侧锁骨上/下区和内乳淋巴结（第 1~3 肋间）。

（1）内乳淋巴引流区预防性照射：目前大部分已发表的临床研究和 meta 分析均支持将内乳淋巴结引流区包括在区域淋巴结照射靶区范围内[48]。由于内乳淋巴引流区的解剖位置特殊，需优化放疗技术，并采用剂量-体积直方图（dose-volume histograms，DVHs）对关键器官和靶区进行评估，尽可能降低心肺等关键器官的体积剂量。根据 EBCTCG meta 分析结果，须确保左侧患者全心平均剂量最高不超过 8Gy，并且在可行的技术下越低越好。由韩国发起的一项Ⅲ期多中心随机对照研究 KROG 08-06 研究为内乳放疗的价值提供了新证据[49]。研究共入组 735 例病理证实 LN+ 且接受改良根治或保乳术，清扫腋窝淋巴结 ≥8 个的乳腺癌患者，随机分为 IMNI 和 non-IMNI 组，均接受乳腺/胸壁+锁骨上区照射，剂量 45~50.4Gy/1.8~2Gy，保乳患者接受序贯瘤床加量，其中 IMNI 组对 1~3 肋的内乳区进行照射。中位随访 8.5 年后，两组间的 BCM、DFS 及 OS 虽无明显差异，但亚组分析表明，对于内象限/中央区肿瘤而言，IMNI 显著提高 DFS（7 年 DFS：91.8% vs. 81.6%，P=0.008）和 BCM（7 年 BCM：4.9% vs. 10.2%，P=0.04）。不良性反应方面，IMNI 组的放射性肺炎发生率较低（6.1%），心脏事件发生率也较低（2.2%）。DBCG-IMN 研究更新的

15年随访结果也再次支持右侧联合内乳放疗对比左侧无内乳放疗患者，可以获得显著的生存获益（15年OS：60.1% vs. 55.4%）[50]，但内乳放疗的最佳获益人群还需进一步高级别循证证据明确。本指南推荐在下列患者给予内乳淋巴引流区预防性照射可能获益更大，包括：①≥4枚腋窝淋巴结转移。②原发肿块位于中央或内侧象限，且存在腋窝淋巴结转移。③年龄≤35岁，且存在腋窝淋巴结转移。④治疗前影像学诊断内乳淋巴结转移可能较大或者经病理证实为内乳淋巴结转移。同时鼓励患者积极参加国内外针对精准放疗技术应用下的内乳淋巴结放疗的前瞻性临床研究。

（2）腋窝淋巴结区预防性照射：已经行完整清扫的腋窝淋巴结范围，术后无须再行预防性照射。前哨淋巴结阳性但没有接受腋窝清扫的患者，原则上，符合Z0011研究入组条件的患者建议采用乳房高位切线野照射，也可参考权威的前哨淋巴结预测列线图，列线图参数综合了患者年龄、T分期、前哨淋巴结活检数目和前哨淋巴结阳性数目、分子分型、组织学分级和脉管侵犯等预后因素。如果预测非前哨淋巴结转移概率超过25%~30%，建议将完整的腋窝淋巴结包在区域淋巴结照射范围内。对于腋窝淋巴结前哨微转移未行腋窝淋巴结清扫的患者，可以结合临床病理风险因素，高危患者参考宏转移的治疗原则。

（3）腋窝放疗：AMAROS研究经过长期随访证实，在前哨淋巴结宏转移且未做腋窝淋巴结清扫的患者中，腋窝放疗可以获得和腋窝淋巴结清扫相似的腋窝控制率，而且腋窝放疗的上肢淋巴水肿发生率显著低于腋窝淋巴结清扫。因此，在腋窝淋巴结清扫结果不影响治疗策略的情况下，前哨淋巴结阳性的患者中可以考虑以腋窝放疗替代腋窝淋巴结清扫。

（4）Ⅱ期患者的区域淋巴结放疗：目前尚无单纯针对Ⅱ期患者的区域淋巴结放疗获益的Ⅲ期随

机对照临床试验结果可以参考，但是大部分已发表的术后辅助放疗的临床研究和 meta 分析均支持 N_1 患者可以从区域淋巴结放疗中显著获益。和国际指南保持一致，本指南对符合 pN_2 及以上或 T_4 患者术后胸壁和区域淋巴结放疗为 1 类证据推荐，余 N_1 患者为 2A 类证据推荐。

（5）腋窝淋巴结阴性的"高危"患者：EORTC 22922-10925 和 MA20 研究都包含不同比例的淋巴结阴性的"高危"患者，这些高危因素包括原发肿块位于中央或内侧象限、组织学Ⅲ级、激素受体阴性、广泛脉管癌栓和年龄等。但因为研究并没有针对这类淋巴结阴性的"高危"人群给予额外的结论，所以目前临床实践可以参考这些危险因素来帮助决策是否需要补充区域淋巴结照射。

（6）目前，多基因检测在国际指南尚未纳入辅助放疗的重要依据，但已有回顾性数据证实不同基因复发风险乳腺癌人群从辅助放疗中获益程度存在差异性，多基因检测有望成为乳腺癌精准个体化放疗发展的新方向。28 基因 RecurIndex 是基于中国人群数据由肿瘤基因信息与患者临床病理因素相结合的乳腺癌复发风险评估模型。一项研究证实：28 基因对于早期乳腺癌在术后放疗的决策上可以起到辅助作用[51]。需要注意的是，基于多基因检测来指导放疗决策仍缺乏高级别循证证据支持，本指南鼓励患者积极参加国内外针对精准医学指导下 N_1 以及包含部分高危 N_0 患者的前瞻性临床研究。

9 FAST-FORWARD 结果显示[52]，26Gy/（5 次 ×1 周）的超大分割方案与 40Gy/（15 次 ×3 周）的大分割方案，在 5 年同侧乳房内复发风险和放疗不良反应方面均差异无统计学意义。考虑进一步缩短疗程对提高医疗资源利用效率、提高放疗可及性和减轻患者负担等方面的获益，本指南推荐对符合 FAST-FORWARD 研究入组标准的患者，可考虑实施 26Gy/（5 次 ×1 周）的超大分割方案。在使用单周方案时应该谨慎评估靶区剂量并严格限制危及器官剂量，参照 FAST-FORWARD 研究方案，给出以下参考：PTV，D95%>95% 处方剂量，D5%<105% 处方剂量，D2%<107% 处方剂量，最大剂量<110% 处方剂量；同侧肺，V8Gy<15%；心脏，V1.5Gy<30%，V7Gy<5%。同时，该剂量仅包括全乳，需要根据个体复发风险，对需要瘤床加量的患者参考 FAST-FORWARD 的研究方案来给予瘤床加量。

10 乳房高位切线野：指将乳房切线野上界向上延伸，以包括更多的低位腋窝淋巴结，一般定义为距离肱骨头下缘 ≤2cm。

11 乳房重建术后患者的术后放疗指征需遵循同期别的乳房切除术后患者。自体组织重建患者的放疗后并发症发生率低于含假体重建的患者。对于采用扩张器——永久性假体二步法重建的患者，扩张器替换成永久性假体在术后放疗之前或之后的时序没有绝对定论，取决于多学科团队对技术的熟悉程度和经验。

12 在联合区域淋巴结放疗的患者中，患侧全乳 / 胸壁和区域淋巴结的术后辅助放疗剂量目前仍推荐 50Gy/25 次，保乳术后患者应该对瘤床加量 10~16Gy/5~8 次。国内已有单中心前瞻性 Ⅲ 期临床研究证实在乳房切除术后患者，包括锁骨上淋巴结和胸壁的术后放疗大分割方案可以获得与常规分割方案相似的疗效[53]。由于证明大分割方案与常规分割方案的放射生物学等效的证据越来越充实，本指南推荐在严格限制危及器官剂量，保证靶区剂量覆盖和剂量均匀性的前提下，可考虑实施联合区域淋巴结大分割放疗方案，优选包括 IMRT 在内的精准放疗技术。在测算放射生物等效剂量时，应同时考虑肿瘤控制和更复杂的正常组织耐受性，本指南也鼓励患者积极参加精准放疗技术下联合区域淋巴结大分割放疗的前瞻性临床研究。

13 需要接受术后辅助化疗的患者，术后放疗建议在完成化疗后开始。APBI 患者由于放疗疗程非常短，如果同时有辅助化疗适应证，也可以将辅助化疗放到放疗结束后开始。辅助内分泌治疗原则上可以与放疗同时进行。根据 MonarchE 研究设计，辅助 CDK4/6 抑制剂建议在放疗后开始。抗 HER-2 靶向治疗患者，只要开始放疗前心功能正常则曲妥珠单抗单药可以与放疗同时使用；需要运用精准放射治疗技术，尽可能进一步降低心脏照射体积剂量。由于曲妥珠单抗联合帕妥珠单抗的双靶治疗在辅助治疗方面的优势证据，以及抗体偶联药物在部分符合条件患者中作为辅助治疗的推荐，为保证治疗的连续性，这些新型升级的抗 HER-2 治疗可参照曲妥珠单抗辅助治疗的原则与术后放疗同期使用，但考虑到心脏事件随访时间尚不如曲妥珠单抗单药联合放疗充分，临床实践中还需要更多关注这部分患者的心脏安全性。对于卡培他滨和免疫治疗是否可以与放疗同期使用，目前证据不足。本指南推荐在前瞻性临床研究框架下，可以考虑探索卡培他滨或免疫治疗与放疗同期使用的安全性及疗效。

四、晚期乳腺癌的解救治疗

（一）晚期乳腺癌的检查及评估

	基本原则
一般状况评估	1. 既往史[1] 2. 体格检查 3. 血液学检查[2] 4. 评估主要脏器功能（包括肝、肾、心脏） 5. 心理评估及疏导
病理学检查[3]	1. 原发灶病理会诊 2. 转移病灶病理活检
影像学检查[4]	1. 胸部 CT 2. 盆、腹部影像学检查[5] 3. 骨扫描[6] 4. PET/CT[7] 5. 其他可疑部位的影像学检查[8]

【注释】

1 应详细询问患者既往治疗史，包括术前新辅助、术后辅助治疗和复发转移阶段的相应治疗。询问详细的治疗方案、剂量、周期、疗效评价和停药原因；既往放疗靶区、治疗射线、剂量和疗效等重要信息。

2 晚期乳腺癌治疗过程中，肿瘤标志物的异常改变和动态变化能够帮助判断病情变化。肿瘤标志物升高，可能是肿瘤进展的表现，也可能是治疗有效的一过性表现，因此建议 1 个月后复查，并结合患者症状和影像学检查综合判断，决定是否调整治疗方案。注意：单纯肿瘤标志物升高不能作为更改治疗方案的依据。

3 复发转移患者，鼓励对复发转移病灶进行再活检病理检测，如无法获得复发转移病灶时，建议对原发灶的病理情况再次确认，特别是既往肿瘤 ER、PR、HER-2 状态未知的患者。

4 晚期乳腺癌治疗需定期行疗效评价，评价标准可参照 RECIST（1.1 版）。评价的周期和疗效判定应结合患者病情、症状变化和治疗手段。一般每周期应行安全性评估，包括血液学检查，评估治疗耐受性；原则上每两个周期对病灶进行影像学检查。

5 对晚期乳腺癌患者，常规推荐腹腔、盆腔超声检查，如存在可疑病灶，建议行腹、盆腔 CT 或 MRI 检查，以便进行规范地疗效评价。

6 骨放射性核素扫描（ECT）是常用的骨转移初筛方法。推荐用于乳腺癌出现骨痛、病理性骨折、碱性磷酸酶升高或高钙血症等可疑骨转移的常规初筛。对有症状骨及 ECT 异常的长骨及承重骨推荐行相应部位的 X 线、CT 或 MRI 检查进一步明确。乳腺癌骨转移及骨相关疾病的诊疗详见《乳腺癌骨转移和骨相关疾病临床诊疗专家共识（2020 版）》[54]。

7 全身 PET/CT 检查有助于评估有无全身转移病灶，当需要明确判断是否为多发病灶时，可考虑选择 PET/CT 检查。但对复发转移性患者，PET/CT 不是评估疗效的常规手段，为了更好地评估疗效及后续随访，仍需要行 CT 或 MRI 检查。

8 存在中枢神经系统症状或体征时，应行头颅增强 CT 或 MRI 检查。部分无症状三阴性、HER-2 阳性或淋巴结转移较多的高危术后患者，或复发转移疾病进展迅速者，应定期进行头颅影像检查。

（二）HER-2 阳性晚期乳腺癌解救治疗 [1, 5, 7~9]

分层	Ⅰ级推荐	Ⅱ级推荐	Ⅲ级推荐
曲妥珠单抗治疗敏感 [2]	1. THP（1B） 2. TH+ 吡咯替尼（2A）	1. TXH（2A） 2. H+ 化疗（2A） 化疗包括：紫杉类、长春瑞滨、卡培他滨等	1. 吡咯替尼 + 卡培他滨（2A） 2. HP+ 化疗（2B）
曲妥珠单抗治疗失败 [3]	1. 吡咯替尼 + 卡培他滨（1A） 2. T-DM1（1A）	T-Dxd（1A）	1. 奈拉替尼 + 卡培他滨（2A） 2. 马吉妥昔单抗 + 化疗（2B） 3. 拉帕替尼 + 卡培他滨（2B） 4. TKI 联合其他化疗（2B） 5. HP+ 其他化疗（2B）
TKI 治疗失败 [4]		1. T-Dxd（2A） 2. HP 联合其他化疗（2A） 3. T-DM1（2A） 4. 严格设计的临床研究	另一类 TKI+ 化疗（2A）

注：1. 靶向 HER-2 药物包括抗体类（H）、TKI（酪氨酸激酶抑制剂）、T-DM1（抗体偶联物）。

抗 HER-2 单抗（H），包括我国已上市的曲妥珠单抗、生物类似药、伊尼妥单抗 [6]；P. 帕妥珠单抗；TKI 包括吡咯替尼、拉帕替尼、奈拉替尼、图卡替尼。

2. T. 紫杉类药物，含白蛋白紫杉醇、多西他赛、紫杉醇；X. 卡培他滨。

【注释】

1. 应充分告知所有 HER-2 阳性复发转移性乳腺癌患者，及时接受 HER-2 靶向治疗的获益及必要性。

2. 曲妥珠单抗治疗敏感人群

   (1) 曲妥珠单抗敏感人群：未曾使用过；新辅助治疗有效；辅助治疗结束 1 年以后复发；解救治疗有效后停药。这类患者应首选曲妥珠单抗为基础的治疗，根据患者激素受体情况、既往（新）辅助治疗用药情况，选择合理的联合治疗方案。

   (2) CLEOPATRA 研究证实，多西他赛联合帕妥珠单抗、曲妥珠单抗双靶向治疗较多西他赛联合曲妥珠单抗单靶治疗，可明显延长 PFS 和 OS，成为 HER-2 阳性既往曲妥珠单抗和紫杉类治疗未失败患者的首选治疗方案[55]。PHILA 研究显示 TH+ 吡咯替尼方案在 HER-2 阳性晚期乳腺癌一线治疗的 mPFS 达到 24.3 个月，显著优于 TH 方案，为曲妥珠单抗敏感组患者提供新的治疗手段。CHAT 研究证实，对于能够耐受双药化疗的患者，曲妥珠单抗联合多西他赛加卡培他滨，比曲妥珠单抗联合多西他赛效果更好，尤其适用于考虑维持治疗的患者[56]。紫杉类药物治疗失败的患者，曲妥珠单抗还可以联合卡培他滨。曲妥珠单抗联合紫杉醇加卡铂，疗效优于曲妥珠单抗联合紫杉醇[57]。

3. 曲妥珠单抗治疗失败

   (1) PHENIX 研究结果显示，在紫杉类和曲妥珠单抗治疗失败的患者，吡咯替尼联合卡培他滨，较单用卡培他滨可提高 ORR 和 PFS[58]。同时 PHOEBE 研究显示，在既往接受曲妥珠单抗、紫杉类和／或蒽环类治疗之后的晚期乳腺癌患者，吡咯替尼联合卡培他滨组的 PFS 优于拉帕替尼联合卡培他滨组[59]。因此，专家推荐吡咯替尼联合卡培他滨，用于治疗曲妥珠单抗和紫杉类失败的患者。同时，在 PHENIX 研究中，安慰剂联合卡培他滨治疗组中 71 例患者在疾病进展后序贯接受吡咯替尼单药治疗，仍然可以有较好的获益，中位 PFS 为 5.5 个月，ORR 38%，因此专家组认为，吡咯替尼单药也可作为曲妥珠单抗失败的后续治疗选择之一。吡咯替尼 II 期临床研究，纳入了部分既往未使用过曲妥珠单抗的患者，因此专家组同意对于既往曲妥珠单抗未失败的患者，也可考虑应用吡咯替尼联合卡培他滨治疗[60]。

（2）EMILIA 研究证实，相对于拉帕替尼联合卡培他滨，单药 T-DM1 治疗有显著的 PFS 和 OS 获益[61]。

（3）DESTINY-Breast03 等研究显示，在曲妥珠单抗治疗失败后，T-Dxd 较 T-DM1 显著改善患者的 PFS，疾病进展或死亡风险比降低了 72%，奠定了 T-Dxd 在曲妥珠单抗治疗失败后的地位。2023 年 2 月，NMPA 批准 T-Dxd 用于 HER-2 阳性晚期乳腺癌的适应证[62]。考虑到 T-Dxd 的可及性，专家组鼓励产品纳入医保，同时鼓励患者积极参与国内外 ADC 药物相关临床研究。

（4）NALA 研究显示，对于既往接受过 ≥2 种靶向治疗的转移性 HER-2 阳性乳腺癌患者，奈拉替尼联合卡培他滨相较拉帕替尼联合卡培他滨可显著延长 PFS，成为目前多线抗 HER-2 治疗失败后的选择之一[63]。

（5）SOPHIA 临床研究纳入了既往至少接受过两线抗 HER-2 靶向治疗，总治疗线数不超过三线的晚期乳腺癌患者，所有研究的患者先前都接受过曲妥珠单抗和帕妥珠单抗，约 90% 患者先前接受了 T-DM1 治疗[64]。研究结果显示，与接受曲妥珠单抗和化疗的患者相比，接受马吉妥昔单抗和化疗的患者的中位 OS 延长了 1.8 个月。在大约 85% 的带有 *CD16A 158F* 等位基因的患者中，马吉妥昔单抗中位 OS 延长了 4.3 个月。

（6）HER2CLIMB 研究结果显示，在局部晚期不可切除性或转移性 HER-2 阳性乳腺癌患者中，与曲妥珠单抗和卡培他滨（XH）方案相比，图卡替尼联合 XH 方案表现出更优的疗效、将疾病进展或死亡风险显著降低了 46%，死亡风险降低了 34%。该试验中，47% 患者在入组研究时存在脑转移，对于基线时有脑转移的患者，图卡替尼也能进一步提高患者 PFS，将疾病进展或死亡风险显著降低了 52%[65]。

4 TKI 治疗失败后的靶向治疗选择，目前仍缺乏高质量的临床研究，结合真实世界数据及专家意见，建议应根据患者的既往治疗进行选择，可选择的方案包括 T-Dxd[66]、H+P 双靶联合其他化疗、T-DM1 等。

5 SYSUCC-002 研究显示，对于 HR+HER-2+ 晚期乳腺癌患者，曲妥珠单抗联合内分泌治疗的疗效不劣于曲妥珠单抗联合化疗，而且不良反应更少[67]。在亚组分析中可见无病间期（DFI）>24 个月的患者，曲妥珠单抗联合内分泌治疗可能获益更多；DFI ≤ 24 个月的患者，曲妥珠单抗联合化疗可能获益更多。

此外，抗 HER-2 靶向治疗联合内分泌 + CDK4/6 抑制剂具有一定的疗效，因此部分患者也可以选择靶向联合"内分泌 +"的治疗策略。HER-2 靶向治疗联合化疗达到疾病稳定的患者，化疗停止后，可考虑使用 HER-2 靶向治疗联合内分泌的维持治疗。

6 HOPES 研究评价了伊尼妥单抗同步 / 序贯联合长春瑞滨治疗 HER-2 阳性转移性乳腺癌的临床疗

效和安全性[68]。结果表明与单用长春瑞滨相比，伊尼妥单抗联合长春瑞滨治疗可以延长 HER-2 阳性晚期乳腺癌患者的 PFS。基于此，伊尼妥单抗在我国获批上市。此外，我国获批上市的曲妥珠单抗生物类似药[69]、曲妥珠单抗皮下制剂等与曲妥珠单抗具有同样的临床效应，在临床实践中同样可以作为抗 HER-2 单抗的药物选择。

7 接受靶向治疗联合化疗或内分泌治疗的患者，应尽量延续有效可接受的治疗疗程，当化疗不可耐受时，可考虑保留靶向治疗进行维持治疗。

8 HER-2 阳性晚期乳腺癌治疗过程中出现脑转移，如果颅外病灶未进展，经有效的脑转移局部治疗后，应继续抗 HER-2 靶向治疗，可考虑继续使用原靶向治疗方案，或更换为 TKI 药物。

9 HER-2 阳性复发转移性乳腺癌患者三线及三线以后的治疗：对于体力状态评分较好的患者，可以选择既往未使用过的方案；对于无法耐受进一步治疗的患者，考虑姑息治疗或参加临床研究。

复发转移性乳腺癌曲妥珠单抗联用的方案

方案	剂量	用药时间	时间及周期
THP（紫杉类联合曲妥珠单抗联合帕妥珠单抗）			
多西他赛	$75mg/m^2$	d1	1/21d
或白蛋白紫杉醇	$100{\sim}150mg/m^2$	d1	1/7d
或紫杉醇	$80mg/m^2$	d1	1/7d
曲妥珠单抗	初始 8mg/kg，后续 6mg/kg	d1	1/21d
帕妥珠单抗	初始 840mg，后续 420mg	d1	1/21d
TH+ 吡咯替尼			
多西他赛	$75mg/m^2$	d1	1/21d
曲妥珠单抗	初始 8mg/kg，后续 6mg/kg	d1	1/21d
吡咯替尼	400mg，1 次 /d	d1~21	1/21d
TXH			
多西他赛	$75mg/m^2$	d1	1/21d
卡培他滨	$1\ 000mg/m^2$，2 次 /d	d1~14	1/21d
曲妥珠单抗	初始 8mg/kg，后续 6mg/kg	d1	1/21d

复发转移性乳腺癌曲妥珠单抗联用的方案（续）

方案	剂量	用药时间	时间及周期
TH（紫杉类联合曲妥珠单抗）			
白蛋白紫杉醇联合曲妥珠单抗			
白蛋白紫杉醇	$100\sim150mg/m^2$	d1	1/7d
曲妥珠单抗	初始 4mg/kg，后续 2mg/kg	d1	1/7d
多西他赛联合曲妥珠单抗			
多西他赛	$75mg/m^2$	d1	1/21d
曲妥珠单抗	初始 8mg/kg，后续 6mg/kg	d1	1/21d
NH			
长春瑞滨	$25mg/m^2$	d1、d8	1/21d
曲妥珠单抗	初始 4mg/kg，后续 2mg/kg	d1	1/7d
或伊尼妥单抗	初始 4mg/kg，后续 2mg/kg	d1	1/7d

曲妥珠单抗失败后的方案

方案	剂量	用药时间	时间及周期
吡咯替尼 + 卡培他滨			
吡咯替尼	400mg	每天	每天
卡培他滨	$1\,000mg/m^2$, 2 次 /d	d1~14	1/21d
T-DM1			
T-DM1	3.6mg/kg	d1	1/21d
T-Dxd			
T-Dxd	5.4mg/kg	d1	1/21d
奈拉替尼 + 卡培他滨			
奈拉替尼	240mg	每天	每天
卡培他滨	$1\,000mg/m^2$, 2 次 /d	d1~14	1/21d
马吉妥昔单抗 + 化疗			
马吉妥昔单抗	15mg/kg	d1	1/21d
拉帕替尼 + 卡培他滨			
拉帕替尼	1 250mg	每天	每天
卡培他滨	$1\,000mg/m^2$, 2 次 /d	d1~14	1/21d

（三）三阴性晚期乳腺癌解救治疗 [1, 10~12]

分层	I 级推荐	II 级推荐	III 级推荐
紫杉类治疗敏感[2]	1. 单药紫杉类 白蛋白紫杉醇（1A） 多西他赛（2A） 紫杉醇（2A） 2. 联合治疗 TX 方案（1A） GT 方案（1A） TP 方案（2A）	1. 单药治疗 卡培他滨（2A） 长春瑞滨（2A） 吉西他滨（2A） 依托泊苷（2B） 2. 联合治疗 白蛋白紫杉醇+PD-1 抑制剂[3]（2A） 紫杉类+贝伐珠单抗（2B）	奥拉帕利[#4]（2A） 紫杉醇脂质体[5]（2A） 多柔比星脂质体[5] （2B） 化疗+PD-1 抑制剂 （2B）
紫杉类治疗失败[2]	1. 单药治疗 艾立布林[6]（1A） 长春瑞滨（2A） 卡培他滨（2A） 吉西他滨（2A） 2. 联合治疗 NP 方案[7]（1A） GP 方案[7]（1A） 优替德隆+卡培他滨[8] （1A） NX 方案（2A）	1. 单药治疗 白蛋白紫杉醇*（2A） 戈沙妥珠单抗[9]（2A） 依托泊苷（2B） 2. 联合治疗 卡培他滨+贝伐珠单抗（2B） 白蛋白紫杉醇*+其他化疗（2B）	奥拉帕利[#4]（2A） 多柔比星脂质体[5] （2B） 紫杉醇脂质体（2B） 化疗+PD-1 抑制剂 （2B）

注：* 多西他赛或紫杉醇治疗失败后，可考虑换用白蛋白紫杉醇。

\# 有 *BRCA* 突变时推荐。

T. 紫杉类药物，包括白蛋白紫杉醇、多西他赛、紫杉醇；X. 卡培他滨；G. 吉西他滨；N. 长春瑞滨；P. 铂类，包括卡铂、顺铂。

1 解救化疗的治疗原则

（1）推荐的首选化疗方案包括单药化疗或联合化疗。与单药化疗相比，联合化疗通常有更高的客观缓解率和无疾病进展时间，然而联合化疗的毒性较大且生存获益有限，因此，仅需要使肿瘤迅速缩小或症状迅速缓解的患者才选择联合化疗，而以耐受性和生活质量作为优先考虑因素的患者，首先选择单药化疗。

（2）对于既往蒽环类术前/辅助治疗失败的复发转移性乳腺癌患者，通常优选紫杉类药物为基础的方案，一线治疗可选择单药或者联合方案。其他可选的药物包括卡培他滨[70]、吉西他滨[71]、长春瑞滨[72]等。

（3）对于蒽环类和紫杉类术前/辅助治疗均失败的复发转移性乳腺癌患者，可以考虑的药物有卡培他滨、长春瑞滨、吉西他滨、铂类、艾立布林、优替德隆、另一类紫杉（如白蛋白紫杉醇等）和多柔比星脂质体药物，可以考虑单药或联合方案[73]。

（4）每个方案的持续时间（周期数）和能否接受多线化疗，应根据患者的具体情况进行个体化选择。对于联合化疗有效的患者，完成6~8个周期后，可考虑维持治疗策略[74]。

2 紫杉类（蒽环类）治疗失败的定义：紫杉类（蒽环类）药物解救治疗过程中发生疾病进展（至少完成两个周期），或辅助治疗结束后12个月内发生复发转移。

以下患者可考虑紫杉类药物再使用：①紫杉类药物新辅助治疗有效；②紫杉类药物辅助治疗结束1年以后复发；③紫杉类药物解救治疗有效后停药。

3 KEYNOTE-355 研究提示化疗联合 PD-1 抑制剂在肿瘤表达 PD-L1 且合并阳性评分（CPS）≥ 10 的患者中相比化疗可以显著提高 PFS[75]，提示免疫检查点抑制剂在三阴性患者中具有潜在的应用价值。不过不同研究联合药物、获益人群、预测指标不同，因此专家组鼓励患者积极参加临床研究，在当前临床实践中合理选用免疫抑制剂。

4 OlympiAD 研究显示，对于存在 *BRCA 1/2* 胚系突变的 HER-2 阴性晚期乳腺癌患者，奥拉帕利相较于化疗可显著延长 PFS（7 个月 vs. 4.2 个月），因此专家组普遍同意存在 *BRCA1/2* 胚系突变的患者可以接受奥拉帕利的治疗或积极入组临床研究[76]。

5 紫杉醇脂质体从工艺上不再使用聚氧乙基代蓖麻油溶媒，减少了药物不良反应，对于既往应用过紫杉类药物的患者，解救治疗可以使用紫杉醇脂质体，耐受良好[77]。多柔比星脂质体最大耐受剂量为 $40mg/m^2$，在使用时，应充分了解患者既往蒽环类药物的使用剂量、疗效、疗程以及患者可能出现的不良反应，尤其是心脏毒性。

6 304 研究显示，对于蒽环类和紫杉类治疗失败的晚期乳腺癌患者，艾立布林较长春瑞滨可明显延长 PFS 和 ORR，且不良事件发生率相似，成为蒽环类和紫杉类失败的晚期乳腺癌新的治疗选择[78]。

7 CBCSG 006[79]、TNT[80] 等研究提示，铂类在三阴性乳腺癌中具有较高的有效率，含铂方案可作为三阴性乳腺癌解救化疗的选择之一，特别是有 *BRCA 1/2* 突变的患者。

8 BG01-1312L 研究显示，对于蒽环类和紫杉类治疗失败的晚期乳腺癌，优替德隆联合卡培他滨对比卡培他滨单药可明显延长 PFS 和 OS，为蒽环类和紫杉类失败的晚期乳腺癌提供了新的治疗机会[81]。

9 ASCENT 研究入组了既往接受过二线及以上化疗的晚期三阴性乳腺癌患者，随机分组分别接受戈沙妥珠单抗（sacituzumab govitecan）或医生选择单药化疗（卡培他滨、艾立布林、长春瑞滨或吉西他滨）治疗[82]。研究结果显示，在既往多线耐药的难治性 TNBC 患者中，戈沙妥珠单抗降低了患者 59% 的疾病进展风险以及 52% 的死亡风险。2020 年 4 月，美国食品药品监督管理局（FDA）已加速批准了沙妥珠单抗用于治疗转移性三阴性乳腺癌的成年患者，抗 Trop-2 新型ADC 药物给三阴性晚期患者带来了更多治疗选择。

10 合适的化疗剂量和治疗周期

（1）指南推荐标准的药物剂量是基于临床研究的有效性和安全性数据，所以专家组建议应该选择标准的药物剂量，而不要随意降低开始使用剂量。但也要注意，临床实践中患者的具体情况，如年龄、一般状况、既往用药和目前身体指标与纳入临床研究的受试者不同，选择方案时要注意患者是否能耐受标准剂量，而且所有临床研究都有严格的方案调整和减量原则，所以临床实践中一定要密切观察每个患者的疗效和不良反应，并根据疗效和毒性及时合理地调整治疗，以确保安全、有效治疗。

（2）关于合理的治疗周期，有限的资料显示，持续的化疗相对于短期化疗更能延长无进展生存期，甚至总生存期，但究竟应该采用长期化疗还是短期化疗（6~8 个周期）后停药或维持治疗，需权衡疗效、药物不良反应和患者生活质量而决定。

11 维持治疗

复发转移性乳腺癌的治愈很难，需要采取"细水长流、延年益寿"的策略，选择最佳的一线治疗，有效患者可以考虑合理的维持治疗。联合化疗有效的患者，如果因为不良反应不能继续耐受联合化疗者，可以考虑原先联合方案中其中一个单行维持治疗，以尽量延长疾病控制时间。维持化疗的理想选择，应该是单药治疗有效、相对低毒、便于长期使用，如口服的化疗药物卡培他滨、长春瑞滨等。激素受体阳性的患者的后续治疗还可以选择内分泌治疗作为维持手段。

12 姑息治疗

复发转移性乳腺癌的治疗，如果连续 3 种化疗方案无缓解，或患者 ECOG 体力状态评分 ≥ 3 分，则不再建议化疗，可以考虑给予最佳支持治疗，或者参加新药临床研究。化疗方案无缓解，指未曾从以往化疗方案中获益，甚至从未获得过缓解，而不包括在化疗后获得缓解停药后再出现病情进展。

复发或转移性乳腺癌常用的单药化疗方案

方案	剂量	用药时间	时间及周期
白蛋白紫杉醇	$100\sim150mg/m^2$	d1	1/7d
多西他赛	$75mg/m^2$	d1	1/21d
紫杉醇	$80mg/m^2$	d1	1/7d
卡培他滨	$1\,000mg/m^2$，2 次 /d	d1~14	1/21d
吉西他滨	$1\,000mg/m^2$	d1、d8 或 d1、d8、d15	1/21d 1/28d
长春瑞滨	静脉注射 $25mg/m^2$ 或 口服（长春瑞滨软胶囊） 前 3 周 $60mg/m^2$ 如果耐受好，则后续 $80mg/m^2$	d1、d8 或 d1、d8、d15	1/21d 1/28d
表柔比星	$60\sim90mg/m^2$	d1	1/21d
多柔比星	$50mg/m^2$	d1	1/21d
艾立布林	$1.4mg/m^2$	d1、d8	1/21d
戈沙妥珠单抗	$10mg/kg$	d1、d8	1/21d
多柔比星脂质体	$30\sim50mg/m^2$	d1	1/21d
紫杉醇脂质体	$175mg/m^2$	d1	1/21d
奥拉帕利	$300mg$，2 次 /d	每天	1/21d
依托泊苷	$50\sim75mg$	d1~21	1/28d

复发或转移性乳腺癌常用的联合化疗方案

方案	剂量	用药时间	时间及周期
TX（紫杉类联合卡培他滨）			
多西他赛	$75mg/m^2$	d1	1/21d
或白蛋白紫杉醇	$100\sim150mg/m^2$	d1	1/7d
卡培他滨	$1\,000mg/m^2$，2 次 /d	d1~14	1/21d
GT			
吉西他滨	$1\,000mg/m^2$	d1、d8	1/21d
紫杉醇	$175mg/m^2$	d1	1/21d
NX			
长春瑞滨	$25mg/m^2$	d1、d8	1/21d
卡培他滨	$1\,000mg/m^2$，2 次 /d	d1~14	1/21d
NP			
长春瑞滨	$25mg/m^2$	d1、d8	1/21d
顺铂	$75mg/m^2$	分 d1~3	1/21d
或卡铂	AUC 2	d1、d8	

复发或转移性乳腺癌常用的联合化疗方案（续）

方案	剂量	用药时间	时间及周期
GP			
吉西他滨	$1\,000mg/m^2$	d1、d8	1/21d
顺铂	$75mg/m^2$	分 d1~3	1/21d
或卡铂	AUC 2	d1、d8	1/21d
优替德隆 + 卡培他滨			
优替德隆	$30mg/m^2$	d1~5	1/21d
卡培他滨	$1\,000mg/m^2$，2 次 /d	d1~14	1/21d
T+ 贝伐珠单抗			
白蛋白紫杉醇	$100~150mg/m^2$	d1	1/7d
贝伐珠单抗	10mg/kg	d1	1/21d
X+ 贝伐珠单抗			
卡培他滨	$1\,000mg/m^2$，2 次 /d	d1~14	1/21d
贝伐珠单抗	10mg/kg	d1	1/21d

（四）激素受体阳性晚期乳腺癌解救治疗

1. 激素受体阳性晚期乳腺癌的解救内分泌治疗 [1-3]

分层	I级推荐	II级推荐	III级推荐
未经 内分泌治疗 [4]	AI+ CDK4/6i（1A） （哌柏西利、阿贝西利）	1. AI+ 瑞波西利（1A） 2. 氟维司群 +CDK4/6i（2A） 3. AI（2A） 4. 氟维司群（2A）	TAM（2B）
TAM 治疗失败	AI+ CDK4/6i（1A） （哌柏西利、阿贝西利）	1. AI+ 西达本胺（1A） 2. AI+ 瑞波西利（1A） 3. AI+ 达尔西利（1B） 4. AI+ 依维莫司（2A） 5. 氟维司群 +CDK4/6i（1B）	1. AI（2A） 2. 氟维司群（2A）
非甾体类 AI 治疗失败 [5]	氟维司群 +CDK4/6i（1A） （哌柏西利、阿贝西利、 达尔西利）	1. 甾体类 AI+ 西达本胺（1A） 2. 氟维司群 + 瑞波西利（1B） 3. 甾体类 AI+ 依维莫司（1B）	1. 氟维司群（2A） 2. 甾体类 AI（2A） 3. TAM 或托瑞米芬（2B） 4. 孕激素（2B）

激素受体阳性晚期乳腺癌的解救内分泌治疗（续）

分层	Ⅰ级推荐	Ⅱ级推荐	Ⅲ级推荐
甾体类 AI 治疗失败[5]	氟维司群+CDK4/6i（1A）（哌柏西利、阿贝西利、达尔西利）	氟维司群 + 瑞波西利（1B） 氟维司群 + 依维莫司（2A） 非甾体类 AI+CDK4/6i（2A）	1. 氟维司群（2A） 2. 非甾体类 AI（2B） 3. TAM 或托瑞米芬（2B） 4. 孕激素（2B）
CDK4/6 抑制剂治疗失败[6, 7]		1. 另一种 CDK4/6i+ 内分泌（2A） 2. 其他靶向药（如依维莫司、西达本胺、阿培利司）+内分泌药物（2A） 3. 临床研究	1. 孕激素（2B） 2. 托瑞米芬（2B）

注：* 不同类别 CDK 4/6 抑制剂作用机制、适应证并不完全一致，应根据临床研究的纳入人群、患者的具体情况合理选择 CDK 4/6 抑制剂及联合药物，详见注释 5。

乳腺癌内分泌药物用法及用量：

（1）枸橼酸他莫昔芬：10mg，2 次 /d（或 20mg，1 次 /d），口服。

枸橼酸托瑞米芬：60mg，1 次 /d，口服。

（2）芳香化酶抑制剂（AI）

阿那曲唑：1mg，1 次 /d，口服。

来曲唑：2.5mg，1 次 /d，口服。

依西美坦：25mg，1 次 /d，口服。

（3）氟维司群：500mg，肌内注射，每 4 周注射 1 次，其中第一周期 d1、d15 分别注射一次。

（4）CDK 4/6 抑制剂

阿贝西利，150mg，口服，2 次 /d。

哌柏西利，125mg，口服，1 次 /d，服 21 天，停 7 天。

达尔西利，150mg，口服，1 次 /d，服 21 天，停 7 天。

瑞波西利，600mg，口服，1 次 /d，服 21 天，停 7 天。

（5）西达本胺，30mg，口服，每周 2 次（两次服药间隔不应少于 3 天，如周一、周四）。

（6）依维莫司，10mg，1 次 /d，口服

（7）孕激素：甲羟孕酮，0.5g，2 次 /d，口服。

【注释】

1　晚期乳腺癌内分泌治疗的适合人群

（1）原发病灶或复发转移病灶病理检查激素受体（ER/PR）阳性。

（2）肿瘤进展缓慢。

（3）既往内分泌治疗获益，包括术后辅助治疗足疗程结束后进展，或辅助治疗中无病间期长（如 2 年以上），和复发转移治疗曾经获益的患者。

（4）已有数据显示，内分泌联合靶向治疗的疾病控制率和无进展生存期并不亚于化疗。因此专家认为，即使对于一些肿瘤负荷较大的乳腺癌患者（如伴有内脏转移），内分泌联合靶向治疗（CDK4/6 抑制剂、HADC 抑制剂、mTOR 抑制剂）也可作为治疗选择。

（5）绝经前激素受体阳性晚期乳腺癌患者内分泌治疗策略，可在有效的卵巢功能抑制后，遵循绝经后患者内分泌治疗指南。有效的卵巢功能抑制手段包括如药物卵巢功能抑制（包括戈舍瑞林、亮丙瑞林或卵巢手术切除等）。

2 复发转移性乳腺癌选择一线内分泌治疗，需结合患者的既往治疗方案、无病间期、疾病负荷选择治疗方案。内分泌治疗获益的患者，尽可能持续治疗直至疾病进展，但也应注意评估药物长期使用的耐受性。原则上不推荐内分泌和化疗联合使用，对于不适宜解救化疗的激素受体阳性、HER-2 阳性患者，一线治疗可考虑内分泌联合靶向 HER-2 治疗。

3 晚期乳腺癌二线内分泌治疗的选择，应结合既往内分泌治疗用药及治疗反应情况，尽量不重复使用辅助治疗或复发 / 转移内分泌治疗使用过、并定义为耐药的药物。

内分泌耐药的定义（本定义应用于临床研究入组评估，在临床治疗选择中定义仅作参考）

（1）原发性内分泌耐药：辅助内分泌治疗时间 2 年内复发，或晚期一线内分泌治疗 6 个月内出现疾病进展。

（2）继发性（获得性）内分泌耐药：辅助内分泌治疗时间大于 2 年且于停药后 1 年内复发的患者，或晚期一线内分泌治疗 ≥6 个月出现疾病进展。

4 （1）在晚期乳腺癌的一线内分泌治疗中，第三代芳香化酶抑制剂较 TAM 延长了无疾病进展时间，提高了客观缓解率。对于绝经后、激素受体阳性晚期未经内分泌治疗的患者，或 TAM

辅助内分泌治疗失败的患者，晚期一线内分泌治疗推荐选择第三代芳香化酶抑制剂。

（2）Ⅲ期 FALCON 研究证实，未经内分泌治疗的晚期患者，氟维司群较第三代 AI 延长了无疾病进展时间，差异具有统计学意义[83]。因此，晚期一线内分泌治疗可以推荐选择氟维司群。

（3）PALOMA-2 研究显示来曲唑联合哌柏西利相比单药来曲唑，显著提高了 PFS，其中约 43% 患者未经内分泌治疗，约 47% 患者接受过辅助 TAM 治疗[84]。MONALEESA-2 研究结果显示，来曲唑联合瑞波西利相比单药来曲唑显著提高 PFS，其中约 48% 患者未经内分泌治疗，42 接受过辅助 TAM 治疗[85]。

（4）DAWNA-2 研究评估达尔西利联合来曲唑或阿那曲唑一线治疗 HR+/HER-2– 晚期乳腺癌的疗效和安全性，独立数据监察委员会判定主要终点的中期分析结果达到方案预设的优效标准。Global CONFIRM[86] 证实，在经内分泌治疗（分别有 55% 和 57.5% 的患者为 TAM 治疗后）的绝经后 HR+ 乳腺癌患者中，氟维司群 500mg 的疗效优于 250mg。

5（1）PALOMA-3 研究结果表明，既往内分泌治疗进展（包括 AI 或 TAM），包括辅助内分泌治疗中或停止治疗 12 个月内进展，或是复发转移阶段内分泌治疗中进展的患者，哌柏西利联合氟维司群，较单独使用氟维司群可改善 PFS，OS 的改善未达统计学差异[87]；但在既往内分泌治疗敏感的亚组中，OS 延长了 10 个月，差异有统计学意义。

（2）MONARCH2 研究中约 70% 患者为经 AI 治疗进展，结论证实阿贝西利联合氟维司群，较单药氟维司群明显延长 PFS[88]。MONARCHplus 研究纳入了 TAM 和 AI 治疗失败的两组人群，研究显示，无论阿贝西利联合 NSAI 还是联合氟维司群均可显著改善患者 PFS 和 ORR[89]。基于此，NMPA 批准阿贝西利联合 AI 作为绝经后患者的初始内分泌治疗，同时批准联合氟维司群用于既往内分泌治疗后疾病进展的患者。

（3）DAWNA-1 研究共入组了 39 个中心的 361 例患者，均为内分泌治疗失败后的 HR+/HER-2– 晚期乳腺癌患者，并按 2∶1 的比例随机分配至达尔西利 + 氟维司群组或安慰剂 + 氟维司群组。研究者评估的达尔西利组中位 PFS 较安慰剂组提高了 8.5 个月，疾病进展或死亡风险降低 58%[90]。基于此，达尔西利联合氟维司群获批用于 AI 治疗失败后的治疗方案。

（4）MONALEESA-3 研究显示，在氟维司群基础上联合瑞波西利，mPFS 显著延长（20.5 个月 vs. 12.8 个月；*HR*=0.593，95% *CI* 0.480~0.732），OS 也获益显著[91]。

（5）临床研究已确定 CDK4/6 抑制剂联合内分泌治疗在激素受体阳性晚期乳腺癌患者中的地位与作用，但不同类别 CDK 4/6 抑制剂，其作用机制、用法用量、适应证、不良反应并不完全一致，因此临床中可根据临床研究的纳入人群、患者的具体情况合理选择 CDK 4/6 抑制剂及联合药物。

	阿贝西利	哌柏西利	达尔西利	瑞波西利
NMPA 获批的适应证	a.联合内分泌（AI/TAM）用于辅助治疗 b.联合 AI 用于晚期乳腺癌初始内分泌治疗 c.联合氟维司群用于内分泌治疗失败后	a.联合 AI 用于晚期乳腺癌初始内分泌治疗	a.联合氟维司群，用于内分泌治疗失败	联合 AI 用于局部晚期或转移性乳腺癌绝经前或围绝经期女性患者的初始内分泌治疗
美国 FDA 获批的适应证	a.联合内分泌（AI/TAM）用于辅助治疗 b.联合 AI 用于晚期初始内分泌治疗 c.联合氟维司群用于内分泌治疗失败后	a.联合 AI 用于晚期初始内分泌治疗 b.联合氟维司群用于内分泌治疗失败后	无	a.联合 AI 用于晚期初始内分泌治疗 b.联合氟维司群用于初始内分泌治疗或内分泌治疗失败后
用法用量	150mg，2 次 /d	125mg，1 次 /d，d1~ 21/4 周	150mg，1 次 /d d1~21/4 周	600mg，1 次 /d，d1~21/4 周
是否医保	是	是	是	否

（6）ACE 研究结果表明，对于绝经后 HR 阳性、HER-2 阴性、既往接受过他莫昔芬和 / 或非甾体类 AI 治疗失败的晚期乳腺癌患者，HDAC 抑制剂西达本胺联合依西美坦，较依西美坦可显著延长 PFS，客观缓解率和临床获益率方面也明显优于依西美坦[92]。

（7）BOLERO-2 研究证实，在非甾体类 AI 治疗失败后，依西美坦联合依维莫司较单用依西美坦显著提高 PFS（7.8 个月 vs. 3.2 个月）[93]。依维莫司联合氟维司群也可以带来生存获益[94]。因而依维莫司联合方案可作为临床选择之一。但在临床应用中应注意可能出现的不良反应，包括最常见的口腔炎以及少见但严重的间质性肺炎，应酌情进行剂量调整。

（8）对于完成 AI 辅助治疗停药大于 12 个月复发的患者可以使用 AI；但对于停药 12 个月内复发，或晚期一线内分泌治疗使用 AI 后进展的患者，换用另一作用机制的 AI（如非甾体换用甾体类 AI），缺乏大型随机对照临床研究的结果。结合我国临床使用中的药物可及性等因素，可结合患者综合情况合理选择使用。AI 治疗进展后晚期乳腺癌内分泌药物的选择，还包括孕激素（甲羟孕酮或甲地孕酮）、托瑞米芬、TAM 等。

6 对于激素受体阳性患者 CDK4/6 抑制剂治疗失败后的治疗，目前仍有诸多探索。BYLieve 研究显示，CDK4/6 抑制剂治疗进展后，对于有 *PIK3CA* 突变的患者可以考虑内分泌联合阿培利司[95]。对于 HER-2 低表达患者，Destiny-Breast 04 研究结果提示，相较于医生选择的化疗，T-Dxd 可以获得更长的生存获益[96]。国内一些真实世界研究显示，对于一种 CDK4/6 抑制剂治疗失败的患者，换用另一种 CDK4/6 抑制剂也可以获得不错疗效。

7 MONALEESA-7 研究入组了绝经前乳腺癌患者，结果表明卵巢功能抑制下联合瑞波西利 + 内分泌治疗较单药内分泌显著改善患者的无进展生存期和总生存期[97]。基于此，对于绝经前的患者，在卵巢功能抑制的前提下，内分泌治疗方案可参考绝经后的方案。

2. 激素受体阳性晚期乳腺癌的解救化疗

激素受体阳性患者解救治疗可首选化疗或内分泌治疗，RIGHT Choice 研究显示内分泌联合瑞波西利相较于化疗的 PFS 获益显著，其 ORR、TTR 达到化疗相似的结果。由此可见，CDK4/6 抑制剂联合内分泌可以作为 HR+/HER-2– 晚期乳腺癌患者的一线治疗选择。对于有内脏转移、既往对内分泌治疗耐药或无最佳内分泌治疗选择的患者，首选解救化疗，化疗的方案、原则和剂量推荐，详见本章"（三）三阴性晚期乳腺癌解救治疗"。

五、乳腺癌骨转移

（一）骨转移诊断基本原则

1. 乳腺癌患者，若出现骨痛等症状，或出现高钙血症、碱性磷酸酶升高、乳酸脱氢酶升高，或肿瘤标记物（如 CEA、CA153）异常升高；或其他影像检查发现存在可疑骨转移时，应及时行 ECT 等检查[1]，以判断是否存在骨转移

2. ECT 检查如发现异常浓聚，应对可疑部位行 CT 或 X 线摄片检查，以判断是否存在骨破坏，仅骨扫描异常浓聚不应作为骨转移诊断依据[2]

3. MRI 扫描敏感性高于 CT，但特异性低于 CT，MRI 在判断神经血管受压迫、椎体累及范围和脊柱稳定性方面优势更明确，对判断骨转移的手术和放疗适应证很重要。但单纯 MRI 异常不足以诊断骨转移，应结合其他检查帮助判断

4. 骨活检病理检查能帮助确诊乳腺癌骨转移，针对临床可疑骨转移，尤其是那些单发骨病灶者，应进行骨活检[3, 4]以明确诊断

5. PET/CT 可以在临床早期发现骨转移的异常信号，敏感性和特异性都很高，但目前 PET/CT 在骨转移诊断的价值有待进一步研究，临床并不作为常规推荐[5]

（二）骨转移治疗基本原则

1. 骨转移的疗效评价，需要结合患者症状、肿瘤标志物和影像学改变等综合分析[6]，根据分类治疗原则决定全身抗肿瘤药物治疗[7]

2. 合理使用骨改良药[8, 9]

  唑来膦酸、伊班膦酸、地舒单抗等

3. 手术治疗[10, 11]

4. 局部放疗[12]

（三）骨改良药物推荐[8]

I级推荐	II级推荐	III级推荐
唑来膦酸（1A）	负荷剂量伊班膦酸（2A）	氯膦酸二钠（2B）
地舒单抗（1A）	帕米膦酸二钠（1B）	
伊班膦酸（2A）		

* 乳腺癌骨转移骨改良药物用法

　　（1）唑来膦酸 4mg，静脉滴注 >15 分钟，每 3~4 周注射 1 次。对于骨转移病变稳定者，连用 2 年后可改为每 3 个月 1 次。

　　（2）地舒单抗 120mg，皮下注射治疗，每 4 周给药 1 次。

　　（3）伊班膦酸 6mg，静脉滴注 >2h，每 3~4 周注射 1 次。

　　　　负荷剂量伊班膦酸：对疼痛较重急需改善生活质量者，可采用负荷剂量伊班膦酸，6mg/d，连续 3d 静脉滴注，以后每 3~4 周 1 次的常规用法。

　　（4）帕米膦酸二钠 60~90mg，静脉滴注，输注时间 >2 小时，每 3~4 周用药 1 次。

　　（5）氯膦酸二钠，口服 1 600mg/d，或静脉滴注氯膦酸二钠 1 500mg（分为 3~5 天），每 3~4 周 1 次。

【注释】

1　临床研究关于骨相关事件（SREs）定义：病理性骨折（椎体骨折、非椎体骨折椎体压缩或变形）、脊髓压迫、骨放疗（因骨痛、防止病理性骨折或脊髓压迫）及骨手术。骨痛、骨损伤等 SREs 是乳腺癌骨转移常见的并发症，严重影响患者生活质量。其中，脊髓压迫是肿瘤急症，需要及时组织肿瘤综合治疗专家和骨科专家进行会诊，并辅以皮质激素及脱水治疗，尽快解除压迫，减少因脊髓压迫带来的肢体功能障碍乃至截瘫风险[98]。

2　骨放射性核素扫描（ECT）是常用的骨转移初筛方法，推荐用于乳腺癌出现骨痛、病理性骨折、碱性磷酸酶升高或高钙血症等可疑骨转移的常规初筛，也可用于局部晚期乳腺癌（$T_3N_1M_0$ 以上）和复发转移性乳腺癌的常规检查。骨 ECT 用作疗效评价时出现浓聚部位增多不一定是病情进展的表现，需加做 CT 骨窗，如原溶骨病灶转变为骨质钙化，新增部位也为骨质钙化表现者，应评价为治疗有效。如新增部位为溶骨性破坏，则可以判断为病情进展。

3 骨 CT、X 线、磁共振成像（MRI）是判断有无骨转移的主要影像学诊断手段。对于骨 ECT 扫描异常的患者，应该针对可疑骨转移灶部位进行 CT（骨窗）、X 线检查或 MRI 检查，以确认骨转移情况，并了解骨破坏的严重程度及脊柱稳定性。

4 骨活检为有创检查，当影像学表现和临床不符时，建议针对可疑部位行骨活检以明确是否存在骨转移；对单发可疑病灶有条件患者也应该考虑行骨活检。

5 PET/CT 的灵敏度优于或与骨 ECT 扫描相当，对乳腺癌骨转移治疗后病情的跟踪优于骨扫描，但不如 X 线和骨 CT 直观，所以临床并不常规推荐使用。

6 乳腺癌骨转移患者在治疗过程中，应根据治疗周期进行疗效评估，以判断治疗的有效性。疗效评价主要从患者症状、实验室检查及影像学检查等多个方面综合进行。一般来说，患者主观骨痛症状的减轻，骨内病变边界清晰化，密度增高，软组织包块体积缩小，肿瘤中心出现液化坏死，ECT 或 PET/CT 提示肿瘤摄取减少等，均可能提示肿瘤治疗有效。乳腺癌骨转移疗效评价依据 RECIST1.1 标准，疗效评价注意事项：乳腺癌骨转移多为溶骨性病变，有些患者在溶骨病变治疗后的修复，可以在影像学中表现为过度钙化而被误诊为成骨性转移，对这部分患者应追溯其首诊时的影像片（X 线或 CT）是否有溶骨性改变。仅骨 ECT 检查异常，或仅碱性磷酸酶或乳酸脱氢酶升高，MRI、CT 或 X 线未发现异常者，不能诊断骨转移。建议 3 个月内复查骨 ECT 或骨 CT、MRI 等，浓聚部位增多者，进一步行确诊检查。骨转移的治疗效果评价，需要结合患者症状、肿瘤标志物和影像学改变综合分析，既要避免仅靠症状变化的主观判断，又要避免只看影像变化而忽视患者疼痛症状和生活质量变化。

7　乳腺癌骨转移的治疗主要目标是预防和治疗骨相关事件，缓解疼痛，恢复功能，改善生活质量，控制肿瘤进展、延长生存。应以全身治疗为主，包括化疗、内分泌治疗、分子靶向治疗、免疫治疗等。治疗方案的选择应充分考虑患者年龄、一般状态、月经状况、原发灶和转移灶的激素受体状态和 HER-2 状态、既往治疗情况（疗效、不良反应、耐受性等）、无病间期、肿瘤负荷（转移部位和数量）等因素，并应根据患者症状严重程度、是否有快速控制疾病和 / 或症状的需求，制订个体化的综合治疗方案。乳腺癌骨转移本身一般不直接构成生命威胁，对激素受体阳性、疾病进展相对缓慢、非内分泌原发耐药的患者，应优先考虑内分泌治疗。对 ER 和 PR 阴性、术后无病间隔期短、疾病进展迅速或激素受体阳性对内分泌治疗原发耐药者，若单发骨转移或合并无症状内脏转移患者，优先考虑单药化疗，仅对需快速控制症状或合并有症状内脏转移的骨转移患者考虑联合化疗。对 HER-2 阳性骨转移患者，治疗原则与其他部位转移患者相同，应优先考虑联合抗 HER-2 治疗。

8　骨改良药注意事项

（1）在使用双膦酸盐或地舒单抗前，应该检测患者血清电解质水平，重点关注血肌酐、血清钙、磷酸盐、镁等指标。

（2）长期使用双膦酸盐联合治疗时，应每日补充钙和维生素 D，剂量为钙 1 200~1 500mg/d 及维生素 D_3 每日 400~800IU；使用地舒单抗时，则应每日补充钙 500mg 和维生素 D 400IU。

（3）双膦酸盐类药物通过肾脏排泄，轻、中度肾功能不全（肌酐清除率 >30ml/min）患者无须调整剂量，但严重肾功能不全（肌酐清除率 ≤30ml/min）患者，应根据不同产品的说明书进行剂量调整或延长输注时间。使用地舒单抗时不需要根据肾功能调整剂量，但肌酐清除率<30ml/min或透析患者，在接受地舒单抗治疗时应密切监测，以防低钙血症发生。

（4）文献报道少数患者在长期使用双膦酸盐有发生下颌骨坏死的风险，所以使用双膦酸盐前应进行口腔检查，进行恰当的预防性治疗，用药期间应注意口腔清洁，并尽量避免拔牙等口腔手术。如用药期间无诱因或口腔操作后出现颌面部骨暴露、不能愈合，应尽早联系专科医生处理。

9 骨改良药停药指征

（1）使用中监测到不良反应，且明确与骨改良药物相关。

（2）治疗过程中出现肿瘤恶化，出现其他脏器转移并危及生命。

（3）临床医生认为有必要停药时。

（4）经过治疗后骨痛缓解不是停药指征。

10 骨转移的手术治疗

治疗目的：解决神经压迫，减轻疼痛，恢复肢体结构和运动系统功能，从而改善患者生活质量。应对骨转移患者密切随访观察，对具有潜在病理性骨折的长骨是否需要手术做出恰当的判断，争取在骨折前、脊髓压迫前进行有效的外科治疗，切实提高患者的生活质量。

外科手术治疗乳腺癌骨转移的方法包括单纯内固定术、病灶清除加内固定术、病灶切除加人工关节置换术、脊髓受压后的减压及脊柱稳定性的重建术。固定术治疗可考虑选择性用于治疗病理性骨折或因脊髓受压而减压后，预期生存时间＞3个月的乳腺癌骨转移患者。预防性固定术治疗可考虑选择性用于股骨转移灶直径>2.5cm，或股骨颈转移，或骨皮质破坏>50%，预期生存时间>3 个月的乳腺癌骨转移患者。

专家组建议骨转移患者在肿瘤综合治疗基础上，及时请骨科医生参与决定手术时机。Mirels 评分系统是长骨病理性骨折风险评估和手术适应证的重要参照。对乳腺癌骨转移病灶进行手术前应充分考虑以下外科治疗的适应证，制订合理的手术方案。手术相对适应证：①肢体转移灶已发生或将发生病理性骨折；②脊柱转移灶已发生或将发生病理性骨折、脊柱不稳定、脊髓神经根压迫；③系统治疗和疼痛管理难以控制的骨痛，且有对应定位的骨病灶；④肿瘤对系统治疗有效，但合并药物难以控制的局部症状；⑤孤立的骨转移灶；⑥患者预期生存>3 个月，外科团队评估手术计划可使患者在生存期内获益；⑦术前一般状况良好，未合并不可控的内脏器官转移和脑转移。手术相对禁忌证：①预期生存期<3 个月；②术前患者一般情况较差，ECOG 评分<2 分，或 KPS<50 分；③合并严重的心血管、呼吸系统疾病，不可耐受系统麻醉；④全身多发骨破坏，合并不可控的内脏转移和脑转移病灶。

骨转移患者病理性骨折风险的 Mirels 评分系统

评分	1	2	3
转移灶部位	上肢	下肢	股骨转子
疼痛程度	轻度	中度	重度
影像表现	成骨为主	混合性	溶骨为主
皮质类及范围	<1/3	1/3~2/3	>2/3

根据 Mirels 评分系统估计的病理性骨折风险和手术建议：

≤7 分，≤10% 骨折风险，不建议手术

8 分，15% 骨折风险，可以考虑固定或观察

9 分，33% 骨折风险，建议预防性固定手术

≥10 分，≥50% 骨折风险，建议预防性固定手术

11 脊柱不稳定肿瘤学评分（SINS）是预测肿瘤病变脊柱稳定性的综合分类系统，是手术适应证的重要参照。

乳腺癌骨转移

脊柱不稳定肿瘤学评分（SINS）

	评分		评分
1. 受累脊椎节段		**4. 脊椎力线情况**	
接合部（枕骨~C_2、C_7~T_2、T_{11}~L_1、L_5~S_1）	3	存在脱位或半脱位	4
活动椎（C_3~C_6，L_2~L_4）	2	新出现的畸形（后突或侧凸畸形）	2
半固定椎（T_3~T_{10}）	1	脊椎序列正常	0
固定椎（S_2~S_5）	0		
2. 疼痛情况：卧床后疼痛缓解和/或活动/站立后疼痛加重		**5. 椎体塌陷程度**	
		>50%塌陷	3
是	3	<50%塌陷	2
不是（偶尔疼痛，但与体位无关）	1	无塌陷，但>50%椎体受累	1
无症状	0	以上都不是	0
3. 脊椎病灶骨质质量（CT是首选评估手段）		**6. 脊椎后外侧结构受损程度（小关节、椎弓根或肋椎关节）**	
纯溶骨性	2	双侧	3
溶骨/成骨混合性	1	单侧	1
成骨性	0	无	0

根据 SINS 评估脊柱稳定性和手术建议：
0~6 分，稳定，不建议手术
7~12 分，潜在不稳定，需要进一步评估是否手术
13~18 分，不稳定，建议手术干预

12 骨转移的放射治疗

治疗目的：在患者有限的生存期内，预防或减轻因骨转移病灶引起的症状和功能障碍，也可用于姑息手术后快速进展病变的局部控制。同时，随着肿瘤药物发展，对于全身药物控制的患者特别是寡转移患者，局部放疗可以进一步巩固全身效果，延长生存期。

放射治疗方法包括体外照射与放射性核素治疗。体外照射是骨转移姑息治疗的常用有效方法。体外照射的主要适应证：经疼痛管理和系统治疗症状仍持续的非承重骨的骨转移灶、承重部位有症状骨转移灶的姑息性放疗、已发生或将发生的病理性骨折、无法耐受手术、姑息手术后快速进展的病灶的局部控制、长期生存患者寡转移灶。外照射的剂量包括 40Gy/20 次、30Gy/10 次、20Gy/5 次和 8Gy/1 次等。急性镇痛方面疗效相当，虽然 8Gy/1 次再治率较高，但疼痛缓解时间亦可达 23~35 周。临床上需要根据患者的预期生存时间和转移灶相关的正常组织耐受剂量来选择合适的分割剂量。对于预期寿命有限的姑息放疗推荐 8Gy/1 次照射剂量。有效的外照射可以使 50%~80% 骨转移患者达到症状缓解，在接近 1/3 患者中达到症状完全缓解，并可维持较长时限。

立体定向放射治疗在骨转移的应用中已经越来越广泛，其优势在于：可提供迅速跌落剂量分布，达到更好地保护邻近转移灶的关键器官的作用。主要适应证为脊柱转移病灶，对于症状反复而需要再次治疗的患者更有优势。

放射性核素治疗对缓解全身广泛性骨转移疼痛有一定疗效，但是有些患者核素治疗后骨髓抑制发生率较高，而且恢复较缓慢，约需 12 周，可能会影响化疗的实施。因此，放射性核素治疗的临床使用应充分考虑选择合适的病例和恰当的时机。

乳腺癌骨转移

六、乳腺癌脑转移

（一）脑转移临床表现

脑转移包括脑实质转移和脑膜转移。

脑实质转移临床表现主要有颅内压升高和神经功能障碍。颅内压升高的主要症状和体征是头痛、呕吐和视神经盘水肿，此外还可出现血压升高、视物障碍、意识障碍、排便失禁等。由于脑转移瘤部位不同，可产生不同的定位症状和体征，如可能会有精神症状、癫痫发作、局部肢体感觉和／或运动障碍、失语症、视野损害等。

脑膜转移常见脑膜刺激症状，表现为头痛、呕吐、颈项强直、认知障碍、意识模糊、癫痫发作等。可能伴有脑神经受损表现，颅内压增高表现。如果同时伴有脊膜播散，还可出现脊髓和脊神经根刺激表现，如神经根性疼痛、节段性感觉缺损等。

（二）脑转移诊断基本原则

1. 头颅增强 MRI 检查，对微小病灶、水肿和脑膜转移较增强 CT 更敏感，应作为脑转移诊断首选的影像学检查方法。有头颅 MRI 检查禁忌的患者可行增强 CT 检查

2. PET/CT 能够反映肿瘤及正常组织的代谢差异，有助于肿瘤诊断，但是对脑内较小的转移灶并不敏感，临床诊断应结合头颅增强 MRI 或增强 CT 扫描

3. 有中枢神经转移症状，但 MRI/CT 未发现颅内占位病变者，应行腰穿检查，不仅可以测脑脊液压力，还应对脑脊液进行常规、生化和细胞学检查。但颅内高压患者进行脑脊液检查，需警惕有脑疝发生的可能

（三）脑转移治疗

乳腺癌脑转移的治疗应贯彻多学科诊疗模式，总体治疗目标包括颅内病灶控制、改善神经系统相关症状、保护认知功能以提高生活质量，以及最大限度延长生存时间。乳腺癌脑转移治疗手段包括手术、放射治疗（放疗）、药物治疗和对症支持治疗。总体治疗原则是在充分评估全身情况的前提下，优先考虑针对脑转移的手术和 / 或放疗，同时合理考虑全身治疗。放疗主要包括联合或不联合海马回保护的全脑放疗（whole brain radiotherapy，WBRT）、立体定向放射外科治疗（stereotactic radiosurgery，SRS）和分次立体定向放疗（fractionated stereotactic radiotherapy，fSRT）。对于局部症状可控的 HER-2 阳性患者，可以在密切 MRI 随访下，优先考虑使用具有中枢活性的抗 HER-2 药物治疗（详见《乳腺癌脑转移 CSCO 专家共识》[99]）。

分层	I 级推荐	II 级推荐
PS 0~2 分，有限数量脑转移，最大径不超过 4cm，无明显占位效应	1. SRS（适用于最大径 <3cm）或 fSRT（1A） 2. 手术切除 + 术腔 SRS 或 fSRT（1B）	1. 全脑放疗 ± 海马回保护 2. HER-2 阳性患者，局部症状可控，可以在密切随访下考虑使用具有中枢活性的抗 HER-2 药物治疗（2A）而推迟放疗
PS 0~2 分，有限数量脑转移，最大径 >4cm 或有明显占位效应	1. 手术切除 + 术腔 fSRT（1A） 2. fSRT（1B）	1. 全脑放疗 ± 含海马回保护 2. HER-2 阳性患者，局部症状可控，可以在密切随访下考虑使用具有中枢活性的抗 HER-2 药物治疗（2A）而推迟放疗
PS 3~4 分，有限数量脑转移，颅外病灶稳定，最大径不超过 4cm，无明显占位效应	1. 短程全脑放疗（1B） 2. fSRT（1B）	姑息对症支持治疗
PS 3~4 分，有限数量脑转移，颅外病灶稳定，最大径 >4cm 或有明显占位效应	1. 手术切除 ± 术腔放疗（1B） 2. 短程全脑放疗或 fSRT（1B）	姑息对症支持治疗

分层	I 级推荐	II 级推荐
弥散脑转移病灶	1. 全脑放疗 ± 含海马回保护（1A）	1. HER-2 阳性患者，局部症状可控，可以在密切随访下考虑使用具有中枢活性的抗 HER-2 药物治疗（2A）而推迟放疗姑息
（含）脑膜转移	1. 全脑放疗（1B） 2. 全中枢放疗（1B）	1. 鞘内注射（2B） 2. HER-2 阳性患者，局部症状可控，可以在密切随访下考虑使用具有中枢活性的抗 HER-2 药物治疗（2B）而推迟放疗 3. 姑息对症支持治疗

【注释】

1 晚期乳腺癌脑转移发生率呈上升趋势，主要原因是乳腺癌全身治疗效果提高，患者生存期延长；另外，脑磁共振检查的应用，有助于发现更多的无症状脑转移患者。不同类型乳腺癌脑转移发生率不同。通常三阴性乳腺癌、HER-2 阳性乳腺癌发生脑转移风险相对较高，提示在临床工作中，对此类患者应警惕脑转移的发生。此外有研究显示，组织学分级高、肿瘤高增殖活性、年轻、肿瘤负荷大、携带 *BRCA* 基因突变的患者，也是脑转移发生的高危因素。脑转移好发部位是大脑，其次是小脑，脑干部位最少。

2 有限数目脑转移的定义，指转移灶数目不一定限于 3 个及以下，病灶分布相互独立且技术上可以对所有病灶进行 fSRT 或 SRS，并获得和全脑放疗一致的局部控制率的转移灶分布。

3 既往研究显示，对于单一病灶最大径超过 3cm 的脑转移灶，与 SRS 相比，fSRT 显示出更高的局控和更低的脑坏死风险的优势。此外，由于既往使用 SRS 治疗脑转移的前瞻性研究均未纳入超过 4cm 的病灶，对于这部分病灶在技术可行的前提下，我们推荐 fSRT。同时由于证据有限，目前暂不鼓励对超过 6cm 的肿瘤进行 SRS 或 fSRT。

4 脑转移局部治疗后再次复发患者，如既往无颅内放疗史、一般情况好、颅外病灶控制好，可考虑再次手术切除治疗或 fSRT/SRS，也可考虑 fSRT/SRS 联合海马回保护的全脑放疗，并联合美金刚；如果转移灶体积超过 fSRT/SRS 适应证且不适合再次手术，考虑全脑放疗；全脑放疗后复发者，可以考虑 fSRT/SRS；fSRT/SRS 治疗后复发者，可以再次 fSRT/SRS 或全脑放疗。总之，脑转移局部治疗后再次复发治疗策略，应考虑患者的身体状况，颅外病灶控制情况，患者的生活质量以及治疗可能获益程度。

5 多项研究证实海马区累及概率极低，环海马区（5mm 内）发生脑转移率不超过 10%；RTOG 0933 研究显示，在同等疾病控制率的基础上，海马保护的全脑放疗较传统全脑放疗减少 30% 的认知功能下降；RTOG 0614 研究，全脑放疗联合美金刚减少 22% 的认知功能下降；NRG-CC001 研究则是海马回保护的全脑放疗联合美金刚较传统全脑放疗减少 58% 的认知功能下降，所以在全身情况良好，颅外病灶控制良好，病灶距离海马回最近距离不小于 1cm 的患者，建议考虑海马回保护的全脑放疗，酌情联用美金刚，可以起到高效低毒的作用。

6 脑膜转移目前没有标准的治疗方法，放疗、鞘内注射治疗、全身系统治疗和支持治疗都可选择，综合患者的预后判断，进行多学科会诊讨论。全脑放疗可以用于广泛结节状病灶或有症状的线性脑膜转移患者，局灶放疗可用于局限的、有症状的脑膜转移。对于脑脊液检测明确有癌细胞的患者，可以考虑鞘内注射治疗，注意不良反应。

7 目前脑转移药物治疗进展主要集中于 HER-2 阳性乳腺癌抗 HER-2 药物治疗，包含小分子酪氨酸激酶抑制剂（TKI）、大分子单克隆抗体及抗体药物偶联物（ADC）。一项单臂的 II 期临床研究结果证实，吡咯替尼联合卡培他滨治疗未接受放疗的 HER-2 阳性脑转移患者，颅内病灶有效率达 74.6%，对于经过脑内放疗再进展的患者，颅内有效率是 42.1%。PERMEATE 研究结果显示未经局部放疗的 HER-2 阳性乳腺癌脑转移患者，吡咯替尼联合卡培他滨患者 CNS 的 ORR 达 74.6%，PFS 为 11.3 个月，与颅外病灶效果相当；局部放疗后再次进展的脑转移患者，口服吡咯替尼联合卡培他滨，ORR 可达 42.1%，PFS 5.6 个月，为吡咯替尼用于脑转移患者提供了新证据[100]。较早的一项 II 期临床研究结果也显示了拉帕替尼联合卡培他滨对颅内病灶和颅外病灶都显示一定疗效，拉帕替尼联合卡培他滨先于 WBRT，中位总生存可达 17 个月，且药物治疗后再行 WBRT 并不影响总疗效。HER2CLIMB 研究中显示了图卡替尼能明显改善脑转移患者的总生存。其他抗 HER-2 的小分子酪氨酸激酶类药物，如奈拉替尼也显示了对脑转移病灶有一定疗效。相较小分子 TKI 类，大分子单克隆抗体类在透过血脑屏障方面不具优势。然而，由曲妥珠单抗链接细胞毒载荷的 ADC 药物在脑转移患者中展现出良好的治疗效果。在两项 III 期研究中，总计入组了 443 例无症状的脑转移患者接受 T-DM1 的治疗，中位 PFS 达到 5.5~5.9 个月，在有可测量病灶的患者中，21.4% 达到最佳缓解。DESTINY-Breast01/03 两项研究一共入组了 67 例局部治疗后稳定、无症状的脑转移患者接受 T-Dxd 治疗，PFS 达到 15~18.1 个月，有颅内可测量病灶患者的 CNS-ORR 达到 46.7%~67.4%，较 T-DM1 有显著优势。因此，对于 HER-2 阳性患者，如果局部症状可控，可以在密切随访下考虑优先使用具有中枢活性的抗 HER-2 药物治疗而推迟放疗。

8 对症支持治疗是乳腺癌脑转移的主要治疗手段之一，可以改善患者生活质量，有助于放疗和药物治疗的进行。对于有颅高压表现的患者，应常规给予甘露醇、糖皮质激素（如地塞米松）、利尿药等治疗，以减轻脑水肿症状。放疗后出现顽固性脑水肿者，可给予贝伐珠单抗减轻脑水肿。通常采用 7.5mg/kg，2 周 1 次，中位使用 4 个周期。出现癫痫发作患者，应予以抗癫痫药物治疗。

七、乳腺癌的治疗管理

（一）消化道安全性管理

1. 化疗相关性恶心呕吐（chemotherapy-induced nausea and vomiting，CINV）是最常见的消化道不良反应，可显著降低患者生活质量，严重者可导致电解质紊乱、代谢失衡，影响化疗的剂量与疗程，甚至会被迫停止化疗。因此，化疗期间对于止吐的管理非常重要，应常规采用预防性止吐方案，保证化疗的实施。

2. 治疗药物致吐风险分级

（1）静脉治疗药物致吐风险分级

分级	药物名称
高致吐风险 （>90% 概率致吐）	顺铂、AC 方案（任何含蒽环类 + 环磷酰胺的联合方案） 卡铂 AUC ≥4，多柔比星 ≥60mg/m²，表柔比星 >90mg/m²，环磷酰胺 >1 500mg/m²，戈沙妥珠单抗
中致吐风险 （30%~90% 概率致吐）	卡铂 AUC<4，环磷酰胺 ≤1 500mg/m²，多柔比星 <60mg/m²，表柔比星 ≤90mg/m²，甲氨蝶呤 ≥250mg/m²
低致吐风险 （10%~<30% 概率致吐）	T-DM1、多西他赛、紫杉醇、白蛋白紫杉醇、多柔比星脂质体、艾立布林、吉西他滨、培美曲塞、拓扑替康、5-FU、甲氨蝶呤 50~250mg/m²
轻微致吐风险 （<10% 概率致吐）	贝伐珠单抗、曲妥珠单抗、帕妥珠单抗、帕博利珠单抗、长春瑞滨、长春新碱、甲氨蝶呤 ≤50mg/m²

（2）口服抗肿瘤药物中至高致吐风险：环磷酰胺［≥100mg/（$m^2 \cdot d$）］、依托泊苷、奥拉帕利、替莫唑胺［>75mg/（$m^2 \cdot d$）］等。

3. 急性及延迟性化疗相关性呕吐预防

致吐风险分级	方案
高致吐风险 （静脉治疗方案）	1. 首选 5-HT3 受体拮抗剂 + 地塞米松 + NK-1 受体拮抗剂三联方案 2. 加用奥氮平（选择性患者）
中致吐风险 （静脉治疗方案）	1. 推荐 5-HT3 受体拮抗剂 + 地塞米松二联方案 2. 加用奥氮平（选择性患者）
低致吐风险 （静脉治疗方案）	选择一种止吐药物：5-HT3 受体拮抗剂或地塞米松
高、中风险 （口服治疗方案）	5-HT3 受体拮抗剂

方案的药物用法及用量

（1）高致吐风险静脉治疗（5-HT3 受体拮抗剂 + 地塞米松 + NK-1 受体拮抗剂三联方案）

　　化疗前给予：

　　　1）5-HT3 受体拮抗剂（任选一种）：昂丹司琼 / 格拉司琼 / 托烷司琼 / 帕洛诺司琼等［包括

针剂、口服、透皮贴片（格拉司琼）多种剂型，可根据需要选择］。

2）阿瑞匹坦 d1，125mg，d2、d3，80mg，口服；或福沙匹坦 d1，150mg，静脉滴注。

3）AC 方案患者：地塞米松 d1，6~12mg 口服 / 静脉滴注；顺铂方案及延迟性呕吐风险患者：地塞米松 d1，6mg，口服，d2~4，3.75mg，口服。

（2）中致吐风险静脉治疗（5-HT3 受体拮抗剂 + 地塞米松二联方案）

化疗前给予：

1）5-HT3 受体拮抗剂（任选一种）：昂丹司琼 / 格拉司琼 / 托烷司琼 / 帕洛诺司琼等［包括针剂、口服、透皮贴片（格拉司琼）多种剂型，可根据需要选择］。

2）地塞米松：6~12mg，口服 / 静脉滴注。

（3）低致吐风险静脉治疗（5-HT3 受体拮抗剂或地塞米松）

化疗前给予：

1）5-HT3 受体拮抗剂（任选一种）：昂丹司琼 / 格拉司琼 / 帕洛诺司琼［包括针剂、口服、透皮贴片（格拉司琼）多种剂型，可根据需要选择］。

2）地塞米松：6~12mg，口服 / 静脉滴注。

（4）高、中风险的口服治疗（5-HT3 受体拮抗剂）

口服治疗期间：5-HT3 受体拮抗剂持续每日给药，推荐使用口服或透皮贴。

【注释】

1 预防方案的选择，应基于抗肿瘤药物及方案的致吐风险等级，患者个体因素，既往化疗时止吐治疗情况。奥氮平作为精神类药物，可缓解肿瘤患者的焦虑和抑郁。既往使用标准三联方案仍出现暴发性或难治性呕吐的患者，及有焦虑或抑郁倾向的患者可考虑加用奥氮平，剂量为 5~10mg/d（1 类证据）。

2 地塞米松的剂量遵循个体化治疗的原则，注意评估者对糖皮质激素的耐受性及其不良反应，尽量避免在免疫检查点抑制剂治疗的患者中应用。

3 阿瑞匹坦可通过 CYP3A4 引起地塞米松暴露水平增加，因此，如果与阿瑞匹坦（125mg/80mg 疗法）联合使用，地塞米松的常规剂量应减少约 50%，并注意阿瑞匹坦与其他药物相互作用带来的药物代谢变化和相关影响（详见药品说明书）。

（二）骨髓抑制的预防和治疗 [102]

骨髓抑制包括白细胞减少、血红蛋白下降和血小板减少，是治疗常见的非特异性毒性，也是影响治疗疗程及剂量的关键因素。

1. 白细胞减少

大多联合化疗在用药后 1~2 周出现白细胞计数下降，10~14 天达到最低点，3~4 周时恢复正常。乳腺癌化疗导致发热性中性粒细胞缺乏的风险分级及初级预防性措施如下。

风险分级	化疗方案	预防性治疗
高风险 FN 概率 >20%	剂量密集型 AC-T （多柔比星 + 环磷酰胺序贯紫杉醇） TAC（多西他赛 + 多柔比星 + 环磷酰胺） TCbH 方案（多西他赛 + 卡铂 + 曲妥珠单抗） TC±H（多西他赛 + 环磷酰胺 ± 曲妥珠单抗）	预防性应用 G-CSF
中风险 FN 概率 10%~20%	AC（多柔比星 + 环磷酰胺） AC-T±HP （多柔比星 + 环磷酰胺序贯多西他赛 ± 曲妥珠单抗、帕妥珠单抗） FEC-T （氟尿嘧啶 + 表柔比星 + 环磷酰胺序贯多西他赛） 多西他赛每三周方案 紫杉醇每三周、每两周方案 TH（周疗紫杉醇 + 曲妥珠单抗）	基于患者风险因素考虑预防性使用 G-CSF

【注释】

1 发热性中性粒细胞减少症（febrile neutropenia，FN）是指严重的中性粒细胞降低合并发热，通常被定义为中性粒细胞绝对值（absolute neutrophil count，ANC）$<0.5 \times 10^9$/L，或 ANC$<1.0 \times 10^9$/L 且预计在 48 小时内$<0.5 \times 10^9$/L，同时患者单次口腔温度 $\geqslant 38.5$℃ 或 $\geqslant 38.0$℃ 且持续 1 小时以上，或腋下温度 >38.5℃ 持续 1 小时以上。

2 粒细胞集落刺激因子（granulocyte colony stimulating factor，G-CSF）主要包括重组人粒细胞刺激因子（rhG-CSF）和聚乙二醇重组人粒细胞刺激因子（PEG-rhG-CSF）等。

3 化疗前应评估 FN 发生风险，根据化疗方案、给药剂量强度、患者的危险因素、治疗目的，采取相应的预防措施。

（1）对于接受中、高风险 FN 化疗方案的患者，无论治疗目的是治愈、延长生存期或是改善疾病相关症状，均应考虑预防性使用 G-CSF。

（2）对于接受低风险化疗方案的患者，不予常规预防性使用 G-CSF，但若在第一个化疗周期中患者发生 FN 或剂量限制性中性粒细胞减少及缺乏症，则下一个化疗周期可以考虑预防性使用 G-CSF（二级预防）。

（3）基于 PEG-rhG-CSF 预防使用的疗效和使用方便，专家建议对于高 FN 风险的患者应优先使用长效制剂。预防性应用 CSF 剂量：体重 >45kg，PEG-rhG-CSF 剂量每个周期推荐使用 6mg，体重 $\leqslant 45$kg，PEG-rhG-CSF 剂量每个周期推荐使用 3mg，并于化疗给药结束后 24~72 小时给予。对于第一周期应用后，粒细胞数升高过于明显的患者，可在后续治疗过程中减量至 3mg；若预防措施为应用 rhG-CSF，则剂量为 2μg/kg，每日 1 次，于化疗后第 3~4 天给予，直到 ANC 恢复到正常或接近正常水平（实验室标准）。

（4）新型冠状病毒感染疫情流行期间，化疗后需做好严格防护，建议积极给予预防性粒细胞刺激因子，推荐一级预防采用长效粒细胞刺激因子。

2. 化疗导致的血红蛋白水平下降

贫血等级	干预措施
• 重度及以上的贫血患者 • 中度并伴随有严重症状，需立即纠正血红蛋白的患者 • 进行姑息性化疗但需要立即改善其重度贫血症状的患者 • 已使用 EPO 无效的患者	考虑输血 • 在 CRA 患者 Hb 水平明显下降至 70~80g/L，原则上不应考虑输血治疗 • Hb<60g/L，无症状，无明显的合并疾病时需要观察进行定期再评价
• 轻度贫血患者 • 中度但不伴随有严重症状的，休息和加强营养即可改善症状的患者 • 进行姑息性化疗同时需要改善其轻中度贫血的患者 • 有输血过敏史的患者	推荐使用 EPO 类药物进行治疗 • Hb ≤ 100g/L 应考虑启动 ESA 治疗 • 目标值为 110~120g/L，如果超过 120g/L，则需要根据患者的个体情况减少 EPO 剂量或者停止使用 EPO
绝对性缺铁 （SF<30μg/L 且 TSAT<20%）	需补充静脉铁剂或口服剂
功能性缺铁 （SF 30~500μg/L 且 TSAT<50%）	考虑补充静脉铁剂
可能的功能性铁缺乏 （SF<500~800μg/L 且 TSAT<50%）	无需补铁，特殊人群考虑静脉补铁
非缺铁（SF>800μg/L 或 TSAT ≥ 50%）	无需补铁

注：SF. 铁蛋白；TSAT. 转铁蛋白饱和度。

1 贫血是指外周血单位容积内红细胞（RBC）减少或血红蛋白（Hb）浓度降低，致使机体不能对周围组织细胞充分供氧的疾病。肿瘤相关性贫血（cancer related anemia，CRA）是恶性肿瘤常见的伴随疾病之一，主要是指肿瘤患者在其疾病的发展及治疗过程中发生的贫血，主要包括肿瘤方面的因素（如失血、溶血、骨髓受侵）与肿瘤治疗相关的因素（如化疗、放疗等）两个方面。研究显示乳腺癌的贫血发病率在众多肿瘤中发病率偏高，为37%~64%。

2 输注全血或红细胞是治疗 CRA 的主要方式，优点是可以迅速提升 Hb 水平，可用于 EPO 治疗无效的患者。但在治疗过程中 Hb 的波动较大，维持时间短，反复输血会造成铁过载以及输血后肝炎，加之目前血源紧张，因此原则上不推荐作为肿瘤患者纠正贫血的首选治疗手段。仅当 Hb<60g/L，临床急需纠正缺氧状态或恶性肿瘤发生大出血造成的休克危及生命时，可考虑输血治疗。

3 红细胞生成刺激剂（erythropoiesis-stimulating agents，ESA）是治疗 CRA 的最重要方法。促红细胞生成素（EPO）是临床最常用的 ESA，优点是符合正常生理、不影响生活质量、可用于门诊患者以及耐受性好。近年来，长效促红细胞生成素获批上市，减少了因短效制剂频繁皮下注射所致的依从性较差的问题。缺点是大约 2/3 患者有效，用药 2~4 周起效。

4 贫血患者建议常规进行铁检查，包括血清铁、总铁结合力、血清铁蛋白。对于明确有缺铁者，给予补充铁剂治疗，但由于恶性肿瘤贫血中有相当部分是铁利用障碍所致，此类贫血不能以输血或补铁的方式进行，可注射重组促红细胞生成素（rhEPO）纠正贫血。

5 EPO 治疗与输血治疗对肿瘤患者的风险与效益尚存在一定争议，在临床实践过程中，医生需要对于其给患者带来的获益以及风险进行评估。

3. 化疗导致的血小板减少

出血倾向	PLT 水平	处置
出血	任何	输注血小板，联合 rhIL-11、rhTPO 或 TPO-RA
未出血	PLT ≤ 10 × 10⁹/L	预防性输注血小板或输注血小板联合 rhIL-11、rhTPO 或 TPO-RA 输注血小板或输注血小板联合 rhIL-11、rhTPO 或 TPO-RA
未出血	10 × 10⁹/L < PLT < 75 × 10⁹/L	rhIL-11、rhTPO 或 TPO-RA
未出血	75 × 10⁹/L ≤ PLT < 100 × 10⁹/L	密切监测血小板计数及出血情况

【注释】

1 肿瘤化疗所致血小板减少症（chemotherapy-induced thrombocytopenia，CIT）是指抗肿瘤化疗药物对骨髓产生抑制，尤其是对巨核系细胞产生抑制作用，导致外周血中血小板计数低于正常值的一种最常见的并发症，是临床常见的血液学毒性。

2 目前临床上的主要干预措施包括输注血小板和给予促血小板生长因子两大类，其中促血小板生长因子包括重组人血小板生成素（recombinant human thrombopoietin，rhTPO）、重组人白细胞介素 11（recombinant human interleukin-11，rhIL-11）和血小板生成素受体激动剂（thrombopoietin receptor agonist，TPO-RA）。常见的 TPO-RA 包括罗普司亭、艾曲泊帕、海曲泊帕和阿伐曲泊帕等。阿伐曲泊帕与前两者不同，不影响肝肾功状态，也不受饮食状态影响，使用范围更广。

3 根据干预措施实施的时机不同，可分为治疗和预防两种，其中预防又分为一级预防和二级预防两种模式。一级预防为肿瘤确诊后 CIT 发生前，对 CIT 高风险患者进行的预防；二级预防则是患者出现过 CIT，预防 CIT 再次发生。

4 CIT 治疗的目的是避免因血小板计数降低引起化疗延迟和 / 或剂量降低，并防止出血事件发生。

5 预防方面，对于有 CIT 高出血风险因素的患者，推荐化疗后 6~24 小时开始预防性应用促血小板生成药物；已知血小板最低值出现时间的患者，可在血小板最低值出现的前 10~14 天接受促血小板生成药物治疗。

6 使用促血小板生长因子时，应密切监测血小板计数，当血小板计数达到正常值下限或较基线增加 50×10^9/L 时，需及时停药，以防血小板计数过度升高引发血栓事件。

7 预防性使用促血小板生成药物的前提在于对患者化疗周期内血小板计数的变化具有相对明确的预期，需结合患者自身状态、化疗导致血小板减少的时间及幅度、升血小板治疗的起效时间及应答水平等因素综合判断。

（三）心脏安全性管理^[101]

1. 心脏安全性的监测方法及评价

方法	优点	缺点
心电图	1. 既可提供既往心肌梗死、广泛心肌损害及心律失常等信息，也可发现抗肿瘤治疗过程中新出现的心脏毒性相关的多种心电图改变 2. 方便、快捷	1. 特异度差且易受外在因素影响 2. 心电图改变与心功能改变无相关性
超声心动图	1. 显示形态和功能 2. 组织多普勒对监测心脏收缩舒张功能更敏感 3. 无电离辐射	1. 左心室射血分数（LVEF）操作重复性差 2. LVEF 对监测早期临床前心脏病变不敏感，受前后负荷影响
放射性核素心室显像	1. 评估射血分数佳 2. 可以评估局部室壁运动和舒张功能 3. 重复性好	1. 辐射暴露 2. 低空间分辨率，不能显示瓣膜功能 3. LVEF 对监测早期临床前心脏病变不敏感
生化标记物：肌钙蛋白 I、超敏肌钙蛋白 I、BNP、NT-proBNP	1. 准确性，重现性 2. 实用性广泛 3. 灵敏度高	1. 尚缺乏足够的证据确定轻微升高的意义 2. 不同检测方法的变异性
磁共振成像	评估心肌功能与损伤有价值	价格因素限制应用
心内膜心肌活检	提供心脏毒性的组织学证据	1. 有创伤 2. 专家操作及解释结果 3. 有关研究样本量较小，代表性有欠缺；目前在国内不适合进行

2. 肿瘤治疗相关的心功能不全（CTRCD）分类与分级

类型	分级	分级标准
有症状的 CTRCD	极重度	需要正性肌力药物、器械循环支持或考虑心脏移植的心力衰竭
	重度	需住院治疗的心力衰竭
	中度	门诊需强化利尿和心力衰竭治疗
	轻度	心力衰竭症状轻微，无需强化心力衰竭治疗
无症状的 CTRCD	重度	新发 LVEF 降至 <40%
	中度	新发 LVEF 下降 ≥10%，LVEF 为 40%~49%；或新发 LVEF 下降 <10%，LVEF 为 40%~49%，且同时满足 GLS 较基线下降 >15%；或新发心脏生物标志物升高
	轻度	LVEF ≥50%，且新发 GLS 较基线下降 >15% 和 / 或新发心脏生物标志物升高

注：CTRCD 为肿瘤治疗相关的心功能不全，LVEF 为左心室射血分数，GLS 为左心室整体纵向应变。

乳腺癌的治疗管理

3. 化疗药物的心脏安全性管理

（1）乳腺癌化疗的心脏毒性主要来源于蒽环类药物，蒽环类药物导致的心脏毒性通常呈现进展性和不可逆性。初次使用蒽环类药物就能造成心脏损伤，并且具有剂量累积性，影响抗肿瘤治疗和患者生活质量。

（2）常见蒽环类药物最大累积剂量

药物名称	推荐最大累积剂量
多柔比星（阿霉素）	$550mg/m^2$（放射治疗或合并用药时 $<350\sim400mg/m^2$）
表柔比星（表阿霉素）	$900\sim1\,000mg/m^2$
吡柔比星（吡喃阿霉素）	$950mg/m^2$

（3）化疗患者的心脏不良反应预防策略

1）既往有心血管疾病，接受过蒽环类药物化疗或放疗，年龄>65 岁等具有心脏损伤高危因素患者，使用药物前应充分评估心脏毒性风险，调整用药方案和用药剂量。风险高的患者避免使用蒽环类。对于需要应用蒽环类的患者，在应用过程中早期监测和预防心脏毒性。对于 LVEF 降低超过 10% 的患者，建议选择更灵敏的方法监测，如动态监测肌钙蛋白等。

2）预防用药：推荐首次使用蒽环类药物前应用右雷佐生，以有效预防蒽环类药物心脏毒性（1A 类证据）。右雷佐生与蒽环的剂量比为（10~20）∶1，快速静脉输注后即刻给予蒽环类药物。其他的心脏保护剂包括辅酶 Q10、N-乙酰半胱氨酸、抗氧化剂（维生素 C 和维生素 E 等）以及铁螯合剂，可能也具有一定心脏保护效果，但用于防治蒽环类药物所致心脏毒性尚需进一步研究。

3）蒽环类药物的慢性和迟发型心脏毒性与其累积剂量相关，因此限制蒽环类药物的累积剂量可以降低其心脏毒性发生率。脂质体蒽环类药物最大耐受剂量（MDT）低（脂质体多柔比星 MDT 为 $40mg/m^2$），可以降低蒽环类药物心脏毒性的发生率。

4）出现心脏症状时，需要请心脏内科专科医师协同治疗，给予对症处理。

4. 抗 HER-2 靶向治疗药物的心脏安全性管理

尽管临床研究观察到抗 HER-2 靶向治疗药物的心脏不良反应性事件发生率不高且多数可以恢复，主要与临床研究入选的病例是化疗后经过心脏功能安全筛选有关。所以，临床实践中要对既往史、体格检查、心电图、超声心动图 LVEF 基线评估后再开始应用抗 HER-2 靶向治疗药物，使用期间应该每 3 个月监测心功能。若患者有无症状性心功能不全，根据具体情况决定是否中断治疗，并在 3 周内重复进行 LVEF 评估，决定是否恢复治疗。并在后续治疗中可提高监测频率（如每 6~8 周 1 次）。

（1）大分子抗体：曲妥珠单抗 ± 帕妥珠单抗联合蒽环类化疗药物会增加心肌损害，严重者会发生心力衰竭。所以复发转移性乳腺癌患者不推荐曲妥珠单抗 ± 帕妥珠单抗联合蒽环类化疗。辅助治疗曲妥珠单抗 ± 帕妥珠单抗推荐在蒽环类化疗后使用。

心脏功能状态监测	管理策略
在治疗前和治疗过程中，应定期监测 LVEF（约每 12 周 1 次）	• 在首次曲妥珠单抗 ± 帕妥珠单抗治疗之前，LVEF 需 ≥ 50%
当 LVEF 下降至 <50%，且与治疗前（基线）绝对数值相比降低了 ≥ 10%（无心力衰竭症状）	• 中断治疗，至少暂停 3 周 • 在 3 周内重复进行 LVEF 评估： - 若 LVEF 恢复至 ≥ 50% 或与治疗前绝对数值相比降低了 <10%，可以恢复治疗 *
伴有症状的充血性心力衰竭 #	• 立即终止治疗，直至心脏状态稳定，是否继续治疗应肿瘤心脏病 MDT 团队会诊评估 • 抗心力衰竭治疗

*如果 LVEF 下降并未改善，或者在后续评估中进一步下降，应考虑停用帕妥珠单抗及曲妥珠单抗，除非医生认为个别患者获益大于风险。

#在临床研究中，当患者出现伴有症状的充血性心力衰竭时，通常会中止研究；对于已出现心功能不全的患者继续或重新开始使用曲妥珠单抗 ± 帕妥珠单抗的安全性，目前尚无前瞻性研究。

（2）小分子 TKI：虽然小分子 TKI 的心功能不全及 LVEF 下降风险较低，但仍推荐在治疗前和治疗过程中，定期监测 LVEF。LVEF 低于正常值下限，或出现 ≥2 级（至少较基线下降 10%~19%）的 LVEF 下降且合并相关症状，暂停药物治疗，直至 LVEF 恢复至正常范围内，且较基线下降小于 10%，相关症状恢复。暂停后恢复治疗需要进行剂量调整。在临床研究中也有 QT 间期延长的报道，在用药过程中需要保持警惕。

（3）抗体偶联药物：恩美曲妥珠单抗（T-DM1）和 T-Dxd 均为曲妥珠单抗偶联药物，均存在心脏不良反应事件发生风险，在治疗前，治疗过程中定期监测 LVEF（约每 12 周 1 次）。在首次治疗之前，需 LVEF ≥50%。如不满足上述要求，且治疗需要，因缺乏临床研究数据，建议由肿瘤心脏病学专家在内的多学科诊疗团队综合评估获益与风险，谨慎选择。

T-DM1 和 T-Dxd：晚期乳腺癌

心脏功能状态监测	管理策略
在治疗前和治疗过程中，应定期监测 LVEF（约每 12 周 1 次）	• 在首次治疗之前，需 LVEF ≥50%
LVEF>45%	• 继续接受治疗
当 LVEF 下降至 40%~45%，且与治疗前（基线）绝对数值相比降低<10%	• 继续接受治疗 • 在 3 周内重复进行 LVEF 评估
当 LVEF 下降至 40%~45%，且与治疗前（基线）绝对数值相比降低 ≥10%	• 中断 T-DM1 或 T-Dxd 治疗 • 在 3 周内重复进行 LVEF 评估 - 如果 LVEF 相对基线差值未恢复至<10%，永久终止治疗
当 LVEF 下降至<40%	• 中断 T-DM1 或 T-Dxd 治疗 • 在 3 周内重复进行 LVEF 评估，如果确认 LVEF<40%，永久终止治疗
出现心衰症状的充血性心力衰竭	• 永久终止治疗

（四）内分泌药物耐受性及用药注意事项

1. 他莫昔芬（TAM）用药注意事项

（1）TAM 较严重的不良反应包括静脉血栓形成、子宫内膜癌。用药时间长、绝经后状态、出现阴道不规则出血者发生内膜病变的风险增加。

（2）使用 TAM 期间应每 12 个月进行 1 次妇科检查，有上述危险因素可酌情增加监测频率。

（3）绝经后患者子宫内膜增厚（厚度>8mm），建议行子宫内膜活检；子宫内膜厚度为 5~8mm 时，综合临床情况决定是否活检；绝经前患者内膜厚度不是决定活检的指征。

2. 芳香化酶抑制剂（AI）用药注意事项

（1）长期服用 AI 可能导致骨质疏松、关节疼痛等不良反应。

（2）用药开始前（基线时）及用药期间应常规进行骨密度监测，推荐每 6 个月进行 1 次，最长间隔不超过 1 年。进行 T 评分（T-score）：<−2.5 为骨质疏松，应开始使用双膦酸盐治疗；−1.5~−1.0 为骨量减低，给予维生素 D 和钙片治疗，并考虑使用双膦酸盐；>−1.0 为骨量正常，不推荐使用双膦酸盐。双膦酸盐可每 3~6 个月使用 1 次，治疗开始前应进行口腔科检查。

3. 乳腺癌患者可能因生理或使用药物因素出现卵巢功能下降，而引起绝经相关症状、泌尿生殖道症状、低骨量及骨质疏松症

乳腺癌是激素替代治疗（HRT）的禁忌证，为改善症状可选择其他非激素制剂来治疗绝经症状，包括植物类药物（黑升麻异丙醇萃取物）、植物雌激素、中药或选择性 5- 羟色胺再摄取抑制剂等。局部泌尿生殖道症状首选非激素方法治疗，使用阴道雌激素须充分评估获益及风险。

（五）酪氨酸激酶抑制剂（TKI）不良反应管理

人表皮生长因子受体 -2（HER-2）相关酪氨酸激酶抑制剂（TKI）是治疗 HER-2 阳性乳腺癌的有效靶向药物。其中，拉帕替尼、吡咯替尼和奈拉替尼已在中国获批用于乳腺癌的治疗。TKI 药物常见不良反应包括腹泻、药物性肝损伤、恶心呕吐、皮肤不良反应、心脏毒性、口腔黏膜炎等（详见 CSCO BC 专家组编写的《乳腺癌靶向人表皮生长因子受体 2 酪氨酸激酶抑制剂不良反应管理共识》[102]）。

1. TKI 相关性腹泻

TKI 最常见的不良反应为腹泻，且 3~4 级的发生率较高。TKI 相关性腹泻均发生在用药早期，随着治疗时间延长，发生率显著减低，因此，应尽早进行腹泻防治和管理。拉帕替尼、吡咯替尼和奈拉替尼导致的腹泻，绝大多数在用药第 1 周至 1 个月内出现，半数以上患者的 3~4 级腹泻首次发生时间在 1~10 天内，中位持续时间为 2~5 天。

（1）酪氨酸激酶抑制剂相关性腹泻的监测：腹泻的临床表现主要为粪便性状改变和排便次数增多。粪便性状可表现为稀便、水样便、黏脓便或脓血便。严重腹泻时，患者可出现重度脱水和中毒症状。诊断时，应排除其他原因导致的腹泻，如高渗性药物或消化不良等。肿瘤患者还需警惕肠道细菌或病毒感染可能。

（2）酪氨酸激酶抑制剂相关性腹泻的预防：治疗前应教育患者，告知可能出现的腹泻症状，指导患者每日记录排便的频率、形态及变化。开始用药时可嘱患者膳食中以优质蛋白、低脂和低纤维的谷物为主，避免含乳糖的食物，多饮水以及少食多餐。

1）吡咯替尼：目前尚无临床研究采用腹泻一级预防，但对于 3~4 级腹泻导致暂停吡咯替尼的患者，再次恢复吡咯替尼治疗时，建议使用洛哌丁胺预防性治疗，预防时间为 21 天。

吡咯替尼用药时间	洛哌丁胺剂量	服药次数
第 1~2 周（第 1~14 天）	2~4mg	每日 3 次
第 3 周（第 15~21 天）	2~4mg	每日 2 次
>21 天	2~4mg	按需使用（不得超过 16mg/d）

2）接受奈拉替尼辅助治疗的患者在首剂给药时开始洛哌丁胺预防性用药，持续 2 个疗程（56 天），调整使用频率将每日排便控制在 1~2 次。洛哌丁胺预防性使用 56 天，不会明显增加肠梗阻的发生率。

奈拉替尼剂量递增联合洛哌丁胺按需使用同样可减少奈拉替尼相关腹泻的发生。根据 2021 年圣安东尼奥乳腺癌大会上公布的 CONTROL 研究的最终结果，与其他止泻药物的预防性治疗方案相比，治疗前两周采用来那替尼剂量递增（第 1~7 天，120mg/d；第 8~14 天，160mg/d，后续 240mg/d）联合洛哌丁胺按需使用，其 3 级腹泻的发生率最低。因此，积极地止泻预防或奈拉替尼的剂量递增均可有效管理奈拉替尼相关腹泻。

奈拉替尼用药时间	洛哌丁胺剂量	洛哌丁胺服药次数
第1~2周（第1~14天）	4mg	每日3次
第3~8周（第15~56天）	4mg	每日2次
第9~52周（第57~365天）	4mg	按需使用（不得超过16mg/d）

奈拉替尼用药时间	奈拉替尼剂量	洛哌丁胺服药次数
第1周（第1~7天）	120mg	按需使用（不得超过16mg/d）
第2周（第8~14天）	160mg	按需使用（不得超过16mg/d）
第3~52周（第15~365天）	240mg	按需使用（不得超过16mg/d）

2. TKI相关皮肤不良反应

TKI单药及联合卡培他滨的3级及以上皮疹的发生率均小于2%，常发生于治疗后的1~2周。TKI联合卡培他滨时常见的皮肤反应还包括手足综合征。TKI单药引起手足综合征的发生率极低，联合卡培他滨后发生率明显升高，考虑手足综合征主要与卡培他滨的使用相关，具体临床表现、分级、预防及处理可参照卡培他滨说明书。

3. 针对不良反应的 TKI 剂量调整

剂量水平	拉帕替尼剂量	奈拉替尼剂量	吡咯替尼剂量
推荐起始剂量	1 250mg/d（5 片）	240mg/d（6 片）	400mg/d（5 片）
第一次剂量减少	1 000mg/d（4 片）	200mg/d（5 片）	320mg/d（4 片）
第二次剂量减少	750mg/d（3 片）	160mg/d（4 片）	240mg/d（3 片）
第三次剂量减少		120mg/d（3 片）	

　　早期评估、合理预防、加强监测和及时治疗是防治不良反应的关键，经过充分的医患沟通，大多数患者可耐受长期治疗，从而保证靶向治疗的最佳效果。在临床实践中，经常会选择 TKI 药物联合其他治疗药物，可能导致不良反应加重，甚至出现严重的不良反应，临床医生需要及时调整治疗，并通过多学科会诊讨论的模式保证用药安全，兼顾患者治疗效果和生活质量。

（六）CDK4/6 抑制剂不良反应管理

乳腺癌治疗相关 CDK4/6 抑制剂包括哌柏西利、阿贝西利、达尔西利及瑞波西利。其不良反应主要包括血液学毒性、腹泻、肝肾功能损伤等。同时，QT 间期延长、静脉血栓等也不容忽视。积极有效地安全性管理有助于减少治疗减量、中断及停药等情况，有助于提高患者的依从性与治疗效果。CDK4/6 抑制剂需联合其他药物应用，如内分泌药物及抗 HER-2 靶向药物等，临床安全性管理需做综合考量[103]。

1. CDK4/6 抑制剂相关的骨髓抑制

CDK4/6 抑制剂相关的骨髓抑制被认为是由于靶向 CDK4/6 抑制作用对骨髓母细胞的影响所导致。CDK4/6 抑制剂通过诱导细胞周期阻滞而停止细胞增殖，并不降低总的骨髓细胞数或导致细胞凋亡。因此，CDK4/6 抑制剂引起的骨髓抑制是可逆的。基于以上机制，CDK4/6 抑制剂引起的中性粒细胞减少可通过推迟用药或减量来有效管理。哌柏西利和达尔西利相关的中性粒细胞减少症发生的中位时间为开始用药后第 15 天，大部分 ≥ 3 级中性粒细胞减少症在经过暂停用药中位 7 天后可缓解；阿贝西利首次出现 3~4 级中性粒细胞减少症的中位时间为 29~33 天，经过暂停用药中位 11~15 天后缓解。瑞波西利首次出现 3~4 级中性粒细胞减少症的中位时间为 16 天，经过暂停用药中位 12 天后可缓解。

2. CDK4/6 抑制剂导致中性粒细胞减少症的剂量调整和治疗

CDK4/6 抑制剂	1 级或 2 级	3 级	3 级伴发热性中性粒细胞减少症	4 级
哌柏西利	不需要调整剂量	疗程的第 1 天：停用哌柏西利，在 1 周内重复监测血常规；若恢复至 ≤2 级，开始相同剂量的下一个疗程； 前 2 个疗程的第 15 天：继续使用当前剂量的哌柏西利完成此疗程。第 22 天重复检查血常规，若为 4 级，则参考 4 级建议；若 3 级中性粒细胞减少症持续时间（>1 周），或是在随后疗程的第 1 天重复出现 3 级中性粒细胞减少症，则考虑减量	暂停用药，直至恢复至 ≤2 级；后续剂量下调一个剂量水平	暂停用药，直到恢复至 ≤2 级，后续剂量下调一个剂量水平
阿贝西利	不需要调整剂量	暂停用药，直至恢复至 ≤2 级，后续可原剂量用药	—	暂停用药，直至恢复至 ≤2 级后，后续剂量下调一个剂量水平

CDK4/6 抑制剂导致中性粒细胞减少症的剂量调整和治疗（续）

CDK4/6 抑制剂	1 级或 2 级	3 级	3 级伴发热性中性粒细胞减少症	4 级
达尔西利	不需要剂量调整	暂停用药，直至恢复至 ≤2 级 当首次出现的 3 级不良反应在恢复至 ≤2 级时，以相同剂量开始下一治疗周期 当 3 级不良反应多次发生时，恢复后可考虑下调一个剂量重新开始治疗	暂停用药，直至恢复至 ≤2 级 当首次出现 3 级及以上发热伴中性粒细胞减少症时，恢复后可考虑相同剂量或下调一个剂量重新开始治疗	暂停用药，直至恢复至 ≤2 级 当首次出现 4 级不良反应时，恢复后可考虑相同剂量或下调一个剂量重新开始治疗
瑞波西利	不需要调整剂量	暂停给药，直至恢复至 ≤2 级。 以相同剂量水平重新开始本品给药。 如果 3 级毒性复发：中断给药直至恢复至 ≤2 级，然后恢复本品给药并降低 1 个剂量水平	暂停用药，直至恢复至 ≤2 级。 恢复本品给药并降低 1 个剂量水平	暂停用药，直至恢复至 ≤2 级。 恢复本品给药并降低 1 个剂量水平

3. CDK4/6 抑制剂相关性腹泻

4 种 CDK4/6 抑制剂中，阿贝西利腹泻的发生率最高。CDK4/6 抑制剂引起的腹泻大多发生在用药早期，随着治疗周期的延长，腹泻的发生率和严重程度显著降低。洛哌丁胺被推荐作为腹泻的标准一线治疗。一旦出现稀便，即开始使用止泻药治疗，并调整饮食及增加液体的摄入量。当患者停止腹泻 12 小时后，应停止使用洛哌丁胺治疗。

4. CDK4/6 抑制剂相关 QT 间期延长

CDK4/6 抑制剂相关 QT 间期延长整体发生率较低。大多数 QT 间期延长在开始治疗后第 1 个周期内观察到，且经过暂停用药或剂量调整后可恢复。治疗前，需评估患者心脏状况，并了解是否正在接受其他可能延长校正后的 QT 间期（QTc 间期）的伴随药物，如他莫昔芬，胺碘酮等。在开始治疗前、第 1 个疗程的第 14 天、第 2 个疗程的第 1 天及有临床提示时，建议进行心电图检查。如治疗过程中出现 QT 间期延长，需密切监测心电图。如患者用药时出现 QTcF 大于 480ms，应立即暂停用药，直至恢复到 480ms 以下，降低 1 个剂量水平继续治疗；若出现 QTcF 大于 500ms 或相对于基线值的变化>60ms 且同时存在尖端扭转型室性心动过速等严重心律失常，须永久终止治疗。

5. CDK4/6 抑制剂相关静脉血栓栓塞

CDK4/6 抑制剂相关血栓事件发生率为 0.6%~5%，阿贝西利与内脏静脉血栓及其他罕见部位栓塞相关性更大。治疗过程中，应警惕患者肺动脉栓塞相关症状和体征，包括呼吸短促、缺氧、胸痛、呼吸急促或心率增快等。对常规检查发现肺栓塞的患者以及有症状的肺栓塞患者应进行相同的抗凝治疗。

6. CDK4/6 抑制剂相关药物性肝损伤

CDK4/6 抑制剂联合内分泌治疗导致的肝功能损伤多表现为无症状的转氨酶升高，在相关研究中联合不同内分泌治疗药物所监测到 ALT、AST 升高的发生率为 13%~15%。建议在接受阿贝西利的患者中，定期监测总胆红素、AST、ALT 和碱性磷酸酶等肝功能指标。建议监测频率为治疗前、治疗最初 2 个月每 2 周 1 次、后续治疗中出现临床症状时或每月 1 次。研究中观察到的 CDK4/6 抑制剂所致转氨酶升高，大部分患者无症状且在停药后恢复正常，系列研究中达尔西利较少引起 3 级转氨酶升高。CDK4/6 抑制剂相关肝功能损伤按分级管理原则进行处理，1 级无需调整剂量，2~3 级需暂停用药待恢复后调整剂量，4 级需停止用药。

7. 针对不良反应的 CDK4/6 抑制剂剂量调整

调整次数	哌柏西利	阿贝西利	达尔西利	瑞波西利
推荐起始剂量	125mg/d	150mg，每日 2 次	150mg/d	600mg/d
第一次剂量减少	100mg/d	100mg，每日 2 次	125mg/d	400mg/d
第二次剂量减少	75mg/d	50mg，每日 2 次	100mg/d	200mg/d

（七）西达本胺不良反应管理 [104]

西达本胺单药临床试验中观察到的常见不良事件：血液学异常，包括血小板计数降低、白细胞或中性粒细胞计数降低、血红蛋白水平降低；全身异常，包括乏力、发热；胃肠道异常，包括腹泻、恶心和呕吐；代谢及营养系统异常，包括食欲下降、低钾血症和低钙血症；其他异常，包括头晕、皮疹等。

ACE 研究提示，西达本胺联合依西美坦常见不良反应：粒细胞减少（发生率 82%，3~4 级发生率 51%）；血小板减少（发生率 75%，3~4 级发生率 27%）；贫血（发生率 32%，3~4 级发生率 4%）；高甘油三酯血症（发生率 23%，3/4 级发生率 5%）；低钾、低钙血症（发生率 26%、24%，3~4 级发生率 7%、1%）；恶心、呕吐、厌食、腹泻（绝大多数为 1/2 级）以及肝功能异常（主要为 1~2 级 GGT、AST、ALT 水平升高）等。57% 受试者发生至少 1 次导致西达本胺暂停或减量的不良事件，2% 受试者因血液学不良事件退出治疗。

在西达本胺片单药治疗外周 T 淋巴细胞瘤临床试验中，观察到少数患者有 QTc 间期延长（12.7%），多为 1~2 级，不伴有临床症状，大多数结束治疗时可恢复。在上市后主动监测中，观察到 QTc 间期延长的患者比例为 1.6%。在 ACE 研究中，西达本胺与依西美坦联合组有 7.8% 患者观察到 QTc 间期延长，均为 1~2 级。在安慰剂与依西美坦组中发生率为 3.3% 患者，均为 1~2 级。

不良反应的处理

1~2 级：继续原剂量用药，酌情给予对症处理。

3 级：酌情继续原剂量、减量或暂停药待不良反应 ≤ 1 级后原量或减量应用。

4 级：血液学不良反应，暂停药待不良反应 ≤ 1 级后减量应用；出现 4 级非血液学不良反应，停药。

首次减量建议减至 20mg，每周 2 次；再次减量建议 10mg，每周 2 次。若仍无法耐受，建议停药。

注意事项

1. 西达本胺单药导致的血液学不良反应多发生于首次服药 6 周内，6 周之后发生率<5%，故建议用药前 6 周密切监测血常规。

2. 西达本胺为脂溶性药物，Ⅱ期研究提示，餐后服用西达本胺平均血药浓度高于空腹服用且引起胃肠道反应较小，故建议餐后半小时服用该药物。

3. 恶心、呕吐等症状会影响依从性，若出现相关症状后续用药可给予二级预防。

4. 对于有 QTc 间期延长病史、先天性长 QT 综合征患者、正在服用抗心律失常药物或者其他可能延长 QTc 间期药物的患者，应慎用。

5. 尚未针对肝功能、肾功能损伤人群进行研究，因此中 / 重度肝、肾功能损伤者应慎用。

（八）免疫检查点抑制剂不良反应管理

随着多个靶向 PD-1/PD-L1 通路的免疫检查点抑制剂（immune checkpoint inhibitors，ICI）在乳腺肿瘤治疗领域获批适应证，越来越多的乳腺癌患者接受 PD-1/PD-L1 免疫检查点抑制剂治疗或参加相关临床试验，免疫相关不良事件（irAEs）管理的必要性和重要性日益凸显。免疫检查点抑制剂的不良反应具有涉及器官多，隐匿性强，直接证据少，严重 irAEs 致死率高的特点，常见不良反应涉及的器官和系统包括皮肤、内分泌、肺、肝、胃肠，少见不良反应涉及的器官和系统包括胰腺、眼、神经、心脏、血液、肾脏（详见 CSCO 颁布的《CSCO 免疫检查点抑制剂相关的不良反应管理指南》）。

irAEs 分级及管理要点：

1. 预防为主，了解 irAEs 不良反应谱、识别风险因素。

2. 基线评估，详细询问既往史及用药史，如肺纤维化、结核、新型冠状病毒感染、慢性阻塞性肺疾病（COPD）、间质性肺病、自身免疫性疾病、感染性疾病（艾滋病、肝炎）、器官移植，应用激素和抗生素剂量及用药时长。基线检查包括血液学分析（血常规、生化）、皮肤科检查、心脏检查、内分泌检查［垂体/肾上腺、甲状腺功能检查如血皮质醇浓度检测、促甲状腺素（TSH）、T4 检测、血淀粉酶/脂肪酶］、肺部检查及肺功能检查等以及治疗中、治疗后随访（出现 irAEs 时每次访视时进行症状评估与化验检查；治疗中每 4~6 周进行上述检查）。

3. 准确分级，一旦出现 irAEs，根据症状体征，实验室检查、影像检查，准确评估严重程度。

4. 适当治疗，根据分级制定适合患者的治疗方案。

5. 全程管理，治疗后继续监测 irAEs 恢复的情况，加强炎症因子、器官损伤标志物、器官功能相关指标的监测。G3-4irAE 后是否重启 ICI 治疗，对于 PD-1/PD-L1 抑制剂和 CTLA-4 抑制剂联合使用出现的 G3 肝脏毒性，在重启免疫治疗时仅推荐使用 PD-1/PD-L1 抑制剂。神经系统 G3~4，永不重启 ICI。

常见 irAEs 临床表现及分级管理原则：

1. 免疫相关皮肤不良反应

免疫相关皮肤不良反应是 ICI 常见不良反应，34% ~40% 接受 ICI 的患者出现皮肤并发症，通常在治疗后 2~3 周发生，多数为 G1~2，G3~4 少见。临床表现包括斑丘疹、瘙痒、片状皮炎、广泛性皮炎，皮肤色素减退，而苔藓病、湿疹以及大疱性皮炎较罕见，少数可能出现危及生命的剥脱性皮肤反应。

1 级：继续 ICI 治疗，避免接触皮肤刺激物，避免暴露在阳光下，局部使用润肤剂，口服抗组胺药物，局部外用中等强度糖皮质激素。

2 级：G1 基础上，局部外用强效糖皮质激素外用和 / 或泼尼松 0.5~1.0mg/（kg·d）。

3~4 级：暂停 ICI，G2 基础上，若无改善，剂量可增至 2mg/(kg·d)，皮肤科急会诊及皮肤组织活检。

2. 免疫相关甲状腺功能异常和垂体炎

PD-1/PD-L1 抑制剂发生免疫相关甲状腺功能异常的临床表现中，甲状腺功能亢进症（甲亢）通常会发展为甲状腺功能减退症（甲减）。甲减发生率为 4%~10% ，严重不良反应罕见，通常用药后 6~7 周出现。垂体炎发生率<1% 。由于出现内分泌症状后缓解时间相对较长，内分泌科会诊。

免疫相关甲状腺功能异常不良反应管理

1 级：继续 ICI 治疗。

2 级：继续 ICI 治疗，如果 TSH>10mIU/L，则应开始甲状腺素替代治疗。

3~4 级：停用 ICI，有症状甲减给予甲状腺素替代治疗；有症状甲亢给予普萘洛尔控制症状。

免疫相关垂体炎：停用 ICI，伴有症状给予 1~2mg/（kg·d），根据临床指征给予相应激素替代治疗。

3. 免疫相关肺炎

免疫相关肺炎总发生率为 3%~15%，1/3 患者发病时无症状。临床表现为新发或加重的呼吸困难、咳嗽、胸痛、发热及乏力等，常见临床症状是呼吸困难与咳嗽。注意风险因素（合并基础肺病、肺部感染、放疗史）。

1 级：酌情推迟 ICI 治疗，观察患者病情变化，监测症状、体征及血氧饱和度；检测血常规、血生化、感染指标、动脉血气及肺功能等指标；如果症状加重及时行胸部 CT 检查。如果不能排除合并感染，建议加用抗感染治疗，患者症状缓解且肺部影像学检查证实病情痊愈，可考虑重新使用 ICI 治疗。

2 级：暂停 ICI 治疗，住院治疗，积极氧疗，必要时使用高流量或无创通气，糖皮质激素治疗：先静脉给药，改善后口服，如甲泼尼龙 1~2mg/（kg·d）或等效药物；激素治疗至症状及影像学改善后逐渐减量，治疗疗程>6 周。激素治疗 48~72 小时后症状无改善或加重，按照更高级别处理。

3~4 级：永久性停用 ICI，住院治疗，如病情需要可入住 ICU，积极进行氧疗，保证氧合状态。必要时使用呼吸机辅助通气或体外膜肺氧合治疗，静脉给予中至大剂量激素，如甲泼尼龙 2~4mg/（kg·d）或等效药物；激素治疗至症状及影像学改善后逐渐减量，疗程>8 周。大剂量激素治疗期间可预防性使用质子泵抑制剂及补充钙剂。如果病情进展可考虑加用免疫球蛋白和 / 或免疫抑制剂治疗。

4. 免疫相关肝炎

转氨酶水平升高相对常见，若合并胆红素升高，需注意可能合并严重肝损伤，通常用药后 6~7 周出现。

1级：继续 ICI 治疗，密切随访肝功能。

2级：暂停 ICI 治疗，0.5~1mg/kg 泼尼松口服，如肝功能好转，缓慢减量，总疗程至少 4 周泼尼松剂量减至 ≤10mg/d，且肝脏不良反应 ≤1 级，可重新 ICIs 治疗。

3~4级：暂停 ICI 治疗，肝病科会诊，全身应用 1~2mg/（kg·d）糖皮质激素；对于糖皮质激素难治性患者，考虑使用吗替麦考酚酯；由于肝不良反应，禁用英夫利昔单抗。

5. 免疫相关消化道不良反应

免疫相关消化道不良反应临床表现包括腹泻、肠炎、痉挛、里急后重、腹痛。应用 PD-1/PD-L1 抑制剂患者腹泻和肠炎的发生率远低于 CTLA-4 抑制剂，特别是 G3~4 患者，为 1%~2%，通常用药后 5 周左右出现。发生腹泻的患者维持口服补液很重要。如果症状持续 3 天以上，并且未发现感染，应及时评估并口服或静脉注射皮质激素。极少数情况下，结肠炎可导致肠穿孔，可能需要行结肠造口术。

1级：继续 ICI 治疗，应给予抗腹泻药物（如洛哌丁胺）。

2级：暂停 ICI，根据消化道症状，开始糖皮质激素治疗。如果 3~5 天内无改善，应进行结肠镜检查，如果存在结肠炎，应给予英夫利昔单抗。

3~4级腹泻：终止 ICI 治疗，收入院评估感染情况；全身应用 1~2mg/（kg·d）糖皮质激素；消化科会诊；如果 3~5 天内无反应，考虑添加英夫利昔单抗；难治性患者或英夫利昔单抗禁忌者可选择维多珠单抗（vedolizumab），消化科会诊并进行肠镜检查，尽早开始生物治疗有助于改善预后。

（九）乳腺癌患者营养支持 [105]

乳腺癌患者常因肿瘤慢性消耗导致机体的能量 - 蛋白质摄入不足、吸收障碍和 / 或消耗增加，致其发生能量 - 氮量缺乏为主，伴或不伴及其他营养素缺乏的营养代谢状况，对机体功能及临床结局造成不良影响。因此，需对乳腺癌患者进行肠内或肠外营养支持，以改善营养代谢状况。

1. 营养风险筛查

乳腺癌患者一经确诊，均应进行营养风险筛查和营养不良的评估。营养风险筛查应于入院后 24 小时内完成，恶性肿瘤营养筛查工具首选 NRS 2002，营养不良评估工具选择 PG-SGA。评估结果分为无营养不良、可疑营养不良、中度营养不良及重度营养不良四类。当患者正常进食不能达到能量需求或存在营养不良及营养风险时应接受营养支持治疗。开始营养支持治疗后应每周评估营养状态，直至营养状态改善。

2. 能量与营养素需求量

营养元素	摄入标准
总体能量	卧床患者 20~25kcal/（kg·d）；活动患者 25~30kcal/（kg·d）
水电解质	全天摄水量 30~40ml/（kg·d）；电解质维持在正常范围内
蛋白质	蛋白质摄入量应在 1g/（kg·d）以上，建议达到 1.5~2g/（kg·d）
其他营养元素	注意补充微量营养素、维生素、支链氨基酸等

【注释】

1 乳腺癌患者实施营养疗法的基本要求是满足患者目标需要量的 80% 以上能量需求及 100% 蛋白质需求。

2 根据患者咀嚼吞咽、胃容纳排空和肠道正常蠕动等消化道功能正常与否以及程度，选择合适的营养支持方式。

3. 营养治疗策略

干预阶段	治疗方法
第一阶梯 饮食 + 营养教育	为所有营养不良患者首选的有效措施，尤其适合仅存在营养不良风险或轻度营养不良的肿瘤患者。根据每个患者营养不良的产生原因及膳食情况，提出针对性的营养宣教和饮食指导
第二阶梯 饮食 + 口服营养补充剂	采取日常膳食和经口补充摄入特殊医学用途配方食品结合的方式，全面满足患者每日热量 - 营养素生理需求量
第三阶梯 全胃肠道营养	当患者的进食过程出现障碍，而肠道功能基本正常的前提下，通过管饲方式将膳食匀浆、特殊医学用途配方食品和 / 或肠内营养制剂注入十二指肠或者胃腔，以提供热量 - 营养素
第四阶梯 肠内营养 + 肠外营养	因为胃肠道功能障碍导致上一阶段治疗不能满足患者热量 - 营养素生理需要量时，选择在肠内营养基础上补充性增加肠外营养
第五阶梯 全肠外营养	胃肠道功能完全障碍情况下的唯一热量营养素来源途径。推荐以全合一的方式输注，模拟生理摄入方式减少代谢并发症的发生，提高营养素的吸收和利用率

【注释】

1　应遵循五阶梯原则依次选择合适的营养支持方案。当目前营养支持方案不能满足目标需要量70% 能量需求时，应该选择下一阶梯治疗方案。

2　肠内营养常用的喂养途径有鼻胃管、鼻肠管、胃造瘘、空肠造瘘等，预计肠内营养超过 1 个月和上消化道梗阻的患者建议胃造瘘、空肠造瘘置管的方式。

3　肠外营养输注途径有外周静脉、经外周静脉穿刺置入中心静脉导管（peripherally inserted central catheter，PICC）、中心静脉导管（central venous catheter，CVC）及中心静脉输液港。预计肠外营养持续超过 4 周时推荐使用输液港。

4　肠内营养制剂按剂型、氮源、临床用途、组件类型等进行分类，包括提供大分子聚合物（整蛋白）型、小分子聚合物（氨基酸、短肽）型肠内营养制剂、特殊医学配方食品、均浆膳食和普通食物等。肠外营养制剂提供包括氨基酸、脂肪、糖类、维生素、矿物质、水等全面营养素，推荐采用全合一或预装多腔袋制剂。

5　营养支持治疗期间定期复查血常规、电解质、肝肾功能、白蛋白、前白蛋白、转铁蛋白等。

八、生物类似药

生物类似药是指在质量、安全性和有效性方面与已获准注册的参照药（主要为原研药）具有相似性的治疗用生物制品。生物类似药上市受到严格的法规监管，需要提供完整的证实相似性的药学、非临床和临床试验数据。生物类似药与参照药在质量、安全性及有效性方面不存在有临床意义的差别。生物类似药在一定程度上可提高药品的可及性、节约医疗成本，其在全球已积累十余年的用药经验。

生物类似药适应证外推应选择敏感的适应证人群进行临床试验，且不同适应证的作用机制及靶点相同，同时对生物类似药的安全性和免疫原性要进行充分评估。以曲妥珠单抗为例，其在国内外获准用于 HER-2 阳性的转移性乳腺癌、早期乳腺癌、转移性胃癌的治疗，不同适应证人群中因均通过结合 HER-2 蛋白发挥作用，作用机制及靶点相同，故允许在一个敏感的适应证人群中进行临床比对，如获得全面完整证据的支持，可将适应证外推，获批原研曲妥珠单抗的其他适应证。

九、临床研究

1. 临床研究的概念和分类

以乳腺癌为例，其治疗药物或方案的临床研究过程通常分为Ⅰ期、Ⅱ期、Ⅲ期和Ⅳ期临床试验。Ⅰ期临床试验主要目的是对药物的耐受性、药代动力学进行初步研究，为后期研究给药方案的设计提供数据支持；Ⅱ期临床试验主要是探索性的研究，如给药剂量探索、给药方案探索、乳腺癌治疗有效性探索等，同时也观察安全性；Ⅲ期临床试验则在前期试验特别是Ⅱ期基础上进一步确证乳腺癌患者临床获益情况，为临床应用推广或获得上市许可提供足够证据。Ⅳ期临床试验为上市后试验，目的是评价在乳腺癌普通或者特殊人群中使用的利益与风险关系以及改进给药剂量等。由于Ⅲ期临床试验需要提供生存获益的疗效数据，试验周期较长，因此可以采用探索的开发模式，按照预定的期中分析计划，依据不断积累的信息，对临床试验方案进行调整。近年来，抗乳腺癌药物研发模式发生巨大变革，"无缝设计"逐渐取代传统的三阶段药物研发模式。无缝Ⅱ/Ⅲ期设计试图消除Ⅱ期和Ⅲ期试验之间的空白期。可以采用操作无缝设计，将Ⅱ期试验受试者排除在主要分析之外，也可以采用推断无缝设计，在主要分析中纳入Ⅱ期试验受试者。前者不需要对Ⅰ类错误的控制进行多重性调整，但对于后者，则可能需要根据适应性的性质和假设检验策略做出相应的调整。

2. 乳腺癌临床研究的设计、实施和报告

乳腺癌临床试验除了遵循《药物临床试验质量管理规范》（GCP）以外，还必须事先应用统计学原理对试验相关的因素作出合理、有效的安排，计算样本量，最大限度地控制混杂与偏倚，减少试验误差，提高试验质量，并对试验结果进行科学的分析和合理的解释，在保证试验结果科学、可信的同时，尽可能做到高效、快速、经济。临床试验的早期，需要进行一系列的探索性试验，这些试验也应有清晰和明确的目标。临床试验的后期，需要经过确证性试验为评价乳腺癌治疗药物或方案的有效性

和安全性提供有力证据。确证性试验是一种事先提出假设并对其进行统计检验的试验，以说明所研究的药物或方案对临床是有益的，一般为随机对照设计。在研究的设计阶段，首先需要根据研究目的，严格定义与区分主要终点和次要终点，要明确比较的类型（优效性检验、等效性检验和非劣效性检验）。其次，要充分应用好随机化和盲法，有效控制偏倚。国际或国内多中心试验可在较短的时间内入选所需的病例数，且入选的病例范围广，临床试验的结果更具代表性。临床试验中的亚组分析是对整体中根据某种因素分层的部分数据进行分析，除非在方案设计时考虑到了计划的亚组分析，并且在样本量计算和多重性比较等方面事先给予了考虑，这样的亚组分析结果才能够被接受。近年来，独立数据和安全监查委员会的建立得到重视，可用于定期评价临床试验进度、安全性数据以及关键疗效指标，有助于决定该研究是否继续、修改或停止。临床研究的总结报告要对药物或方案临床研究的过程和结果进行客观总结。

临床研究

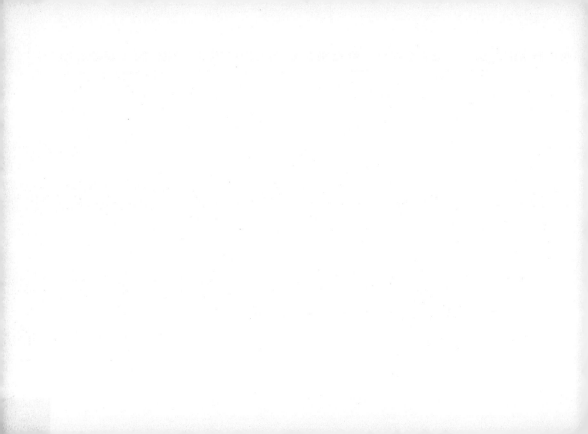

十、真实世界研究

1. 真实世界研究概念和定义

真实世界研究（real world study，RWS）是生成、收集和利用真实世界数据来提供真实世界证据的研究。其主要研究类型是前瞻或回顾的观察性研究，也可以是实效性随机对照临床试验。既包括以自然人群为对象的研究，也包括以临床人群为对象的研究。真实世界研究与随机对照研究可互为补充，为临床诊疗提供更为全面的证据。

2. 真实世界研究思路和流程

真实世界研究的开展须从临床问题的确定，现有数据情况的评估切入，采用既往回顾性数据或是前瞻性采集数据，到研究设计的选择及统计分析方法的确定、数据的管理和分析、结果的解读和评价等步骤。由于真实世界研究可能存在一些内在偏倚，这些偏倚可能限制了真实世界数据在因果关系的推理和解读，因此，为了减少潜在的偏倚，需要谨慎而周密的研究设计，并且应该确定研究问题后尽早开始制订研究方案和统计分析计划。

真实世界研究流程管理的核心是加强数据质量，提高研究效率。数据质量控制是确保研究数据真实、准确、可靠的关键，需要事先制订完善的数据治理计划。首先从数据可及性、伦理合规、代表性、关键变量完整性、样本量和源数据活动状态等维度，对源数据进行初步评价和选择，判断其是否满足研究方案的基本分析要求。然后进行包括数据的相关性、可靠性，以及采用的或拟采用的数据治理机制（数据标准和通用数据模型）的评价分析，评估经治理的数据是否适用于产生真实世界证据。相关性主要是评估真实世界数据是否与所关注的临床问题密切相关，可靠性则主要从数据的完整性、准确性、透明性、质量控制和质量保证等方面进行评估。

3. 真实世界研究的设计类型

真实世界研究包括观察性研究和试验性研究。其中观察性研究进一步分为描述性研究（个案报告、单纯病例、横断面研究）和分析性研究（病例对照研究、队列研究）。可以是基于现有数据库的回顾性研究，也可以是新建数据库的前瞻性研究。试验性研究即实用临床试验。一些新型的研究设计如病例交叉设计和序贯设计也被用在真实世界研究中。支持药物开发的真实世界研究设计主要包括使用临床试验、使用真实世界数据作为对照的单臂试验、观察性研究三种。

十一、特殊公共卫生事件下乳腺癌患者管理

新型冠状病毒感染疫情防控期间乳腺癌的规范化诊疗受到了巨大挑战。如何基于循证医学证据和专家经验，合理调整诊疗方案，对疫情这类突发事件下，专业医生处理医学问题的应变能力无疑是个严峻考验。基于疫情期间积累的经验和数据，对于特殊公共卫生事件下乳腺癌诊疗可以进行合理调整[106]。

1. 术前新辅助治疗的患者管理

HER-2 阳性患者术前新辅助治疗，在曲妥珠单抗联合帕妥珠单抗的基础上，可考虑联合白蛋白紫杉醇。三阴性乳腺癌，可单用化疗，如白蛋白紫杉醇，或可联合卡铂周疗，密切观察治疗反应，根据血象及时调整用药。

2. 术后辅助治疗的患者管理

严格掌握辅助化疗适应证，避免不必要的化疗。需要化疗的患者，认真权衡利弊，尽量选择粒细胞减少风险低的化疗方案，严格计算化疗剂量，绝不超过标准推荐剂量。化疗过程中严格做好预防性升白处理，推荐采用长效粒细胞刺激因子进行一级预防。

激素受体阳性患者的辅助内分泌治疗，绝经后患者首选口服芳香化酶抑制剂；绝经前低危患者，口服三苯氧胺；需要行卵巢功能抑制的高危患者，可采用每 3 个月 1 次的长效制剂。

3. 复发转移性乳腺癌患者的管理

激素受体阳性复发转移患者，优先选择内分泌治疗，降低感染风险。内分泌治疗联合靶向药物可以提高疗效，有条件的患者可以考虑联合治疗。但基于安全考虑，应严格掌握联合治疗的适应证，且尽量选择肺毒性相对低的药物。

HER-2 阳性复发转移性乳腺癌患者，一线治疗首选紫杉类化疗联合曲妥珠单抗，治疗有效者，应继续原方案治疗。HER-2阳性二线以上晚期患者，尽可能采用口服靶向药物，可单用或联合口服化疗药物。

三阴性晚期乳腺癌患者，可采用单药化疗，便于化疗安全管理和方案调整。也可以考虑口服药物化疗，如卡培他滨、长春瑞滨等。无法继续接受输液化疗的患者，也可以改为口服药物化疗。

4. 特殊时期的患者管理

在新型冠状病毒感染疫情或其他重大突发公共卫生事件期间，更加需要加强肿瘤患者的全程管理，总体原则：最大程度地降低公共卫生事件对肿瘤患者及其治疗的影响，最大程度地保证抗肿瘤治疗的连续性。

十二、循环肿瘤标志物和二代测序

1. 循环肿瘤标志物

肿瘤评估是预测疗效及调整治疗方案的重要依据，现有手段主要包括病理学和影像学两种方式。但病理评估的有创性使其难以重复开展，而影像学评估一般在 2 个治疗周期之后才开展一次，存在一定滞后性。相比较而言，外周血标本可以实时获取，对患者的创伤小，其中含有大量肿瘤来源的标志物，可以用于肿瘤的及时评估。这些标志物被称为循环肿瘤标志物，主要包括循环肿瘤细胞（circulating tumor cell，CTC），循环肿瘤 DNA（circulating tumor DNA，ctDNA）以及细胞外囊泡等，其中 CTC 和 ctDNA 在肿瘤评估中的应用尤为广泛，而细胞外囊泡更多还是处在研究阶段。

（1）CTC：CTC 是指从恶性肿瘤原发部位脱落，通过血管或淋巴系统进入血液循环的细胞，其形成是肿瘤转移过程的关键步骤。CTC 能够在时间和空间上反映实体肿瘤的异质性，可以作为补充手段进行病理诊断、预后判断、疾病监测和分子分型等。

AJCC 第 8 版乳腺癌分期系统明确早期乳腺癌患者 CTC ≥ 1 个 /7.5ml 提示预后不良。国内团队已验证基线及治疗后的 CTC 数值能够预测晚期乳腺癌患者的预后。除了 CTC 数值外，CTC 的分型检测可以将 CTC 分为上皮型、间质型和上皮间质混合型，CTC 的类型同样可以预测晚期乳腺癌患者的预后。同时，CTC 能够发挥分子分型的作用，实时的 CTC HER-2 状态可以预测抗 HER-2 靶向治疗的疗效。随着检测技术的不断进步，研究者还可以利用 CTC 开展体外培养、功能检测以及高通量的组学分析等研究，这是了解肿瘤的发病原因以及探索复发、转移和耐药机制的重要手段。国内团队在相关领域已经做了很多卓有成效的工作，极大推动了 CTC 从基础研究向临床应用的转化。

（2）ctDNA：ctDNA 是肿瘤细胞凋亡、坏死之后释放到外周血中的游离 DNA，片段长度一般约为 166 个碱基对，与一个核小体所结合的 DNA 长度保持大体一致。ctDNA 的降解可能与肝脏和肾脏代谢相关，根据不同 DNA 片段的大小和结构，其半衰期差异较大，范围从 10 分钟至 2 小时不等。

ctDNA 能够反映短时间内的肿瘤负荷，实时、动态监测药物疗效，在保证较高敏感性和特异性的同时能够提早预测病情变化，在早期诊断、肿瘤负荷监测、药物疗效预测、复发转移风险评估和预后分析等方面具有重要作用。但是 ctDNA 并不具有细胞形态，如果没有标志性突变基因的提示将很难判断其是来自肿瘤还是正常细胞，而且部分患者的 ctDNA 含量有可能低于检测方法的敏感性下限，因此在出现 ctDNA 阴性检测结果时应该保持谨慎。

CTC 和 ctDNA 各具优缺点，能够从不同的侧面反映肿瘤的特征，两者相互印证可以协助临床更好的制订治疗策略。然而，不管是 CTC 还是 ctDNA，其含量都非常稀少，这对检测技术和实验操作人员都提出了较高的要求，检测设备和判读标准也都有待进一步完善，这在某种程度上制约了临床应用的广泛开展。

2. 循环肿瘤标志物的检测技术

循环肿瘤标志物在检测通量和敏感性方面的需求促进了检测技术的不断发展，其中最具有代表性的是二代测序（next generation sequencing，NGS）和数字 PCR（digital PCR）。

（1）NGS：NGS 是一种高通量测序技术，其检测流程是先将目的样本制备成为核酸文库，之后进行大规模的平行测序，最后通过生物信息学方法进行结果分析。从测序规模上来说，NGS 可以分为扩增产物测序、全外显子测序和全基因组测序。其中扩增产物测序可以提供预先选择基因组区域的深度信息，总计可达数万碱基，能够聚焦于特定的热点和癌症相关基因。由于其有更深的覆盖度和更高的敏感性，尤其适合外周血中低频突变的检测，目前已经在临床广泛应用。全外显子测序和全基因组测序虽然检测的位点更多，但是测序深度和敏感性不如扩增产物测序，对检测样本的质量要求更高，而且费用不低，目前更多应用于基础研究。

NGS 以其高通量的测序能力革命性地开创了个性化医疗、遗传疾病、癌症的个体化治疗、药物基因组学检测等多个领域，可以帮助早期诊断、疗效监测、耐药提示以及治疗方案的选择。NGS 的不足是检测的片段长度一般不超过 500 个碱基对，而且随着测序的不断深入，容易出现测序误差。因此，NGS 的检测结果一般需要其他技术进行辅助确认，其中最常用的就是 dPCR。

（2）dPCR：dPCR 是第三代 PCR 技术，其原理与传统的荧光定量 PCR 类似，只是将检测形式从一个反应管更改为数万个独立的反应单元，这样可以避免核酸之间的相互干扰并降低 PCR 抑制剂的影响，从而实现其超高敏感性。此外，dPCR 不需要烦琐的标准曲线就可以实现目的核酸的绝对定量，具有良好的可重复性。

dPCR 的这些优势使其非常适合循环肿瘤标志物的动态分析，在疗效预测、微小残留检测和复发转移监测等方面具有良好的应用前景。相比 NGS，dPCR 的检测成本更低，周期更短，但是检测通量不如 NGS。两种技术的联合应用可以取长补短，为临床治疗提供更精准的指导信息。

十三、人工智能辅助诊疗决策

人工智能是精准医学时代重要的发展方向，大数据的建立、深度学习和计算技术发展、诊疗模式的转变为医学人工智能发展提供机遇。目前，人工智能已在医学影像、病理、辅助决策系统等方面取得了一定的进展。

1. 智能影像助力肿瘤诊断与治疗评价

在乳腺癌领域中，智能影像已经在病变诊断、疗效评价甚至预测分子分型中取得了一定的研究成果。研究显示，智能在诊断良恶性病变方面，仅次于具有 20 年丰富经验的乳腺放射科医生对平扫及增强图像的综合判断结果。此外，也有研究显示临床信息结合动态增强的 3D 影像信息可以作为生物标志物来鉴别乳腺癌的分子亚型，特别是对于三阴性乳腺癌的预测。应用 AI 辅助诊断能够帮助医生更加快捷和准确地对疾病做出诊断，提高诊断效率及准确度。

2. 智能病理加速肿瘤的定性和定量判断

目前，智能病理已用于乳腺癌等多种肿瘤中，应用范围集中于细胞学初筛、良恶性鉴别、形态定量分析、组织学分类等方面。如有研究对乳腺癌切除标本进行了自动 HER-2 评分，结果显示与病理医师诊断结果有很高的符合率。在分子病理方面，在海量的基因组学信息中，应用人工智能分析技术，已成为精准医学不可或缺的发展要素。智能病理的发展应用不但能减轻病理医师负担，在一定程度上也可以弥补病理科医生主观分析的不足，提升病理的定性和定量判断，提高病理诊断的准确度，还能为患者提供个性化的治疗意见和疾病预后判断，推动精准病理的发展。

3. 智能决策丰富临床实践的决策模式

智能决策系统的研发就是能够结合人工智能的学习分析能力及专家的经验，从而得到更加准确的决策方案。CSCO BC 协作组完成了一项 2 000 份病例的人工智能决策和专业医生决策的对比研

人
工
智
能
辅
助
诊
疗
决
策

究[107-108]，研究结果显示 WFO（Watson for Oncology）智能决策在乳腺癌治疗中展示出较好的可行性和规范性，帮助临床医生省时、省力，辅助应用可进一步提高医生决策的规范性。

此外，具有我国自主知识产权的智能决策系统也取得初步成果，基于 CSCO BC 大数据和 CSCO BC 指南的乳腺癌智能决策完成的Ⅲ期临床研究，提示基于 CSCO 乳腺癌诊疗指南的智能决策系统在不同类别、不同阶段的乳腺癌病例中显示出良好的决策规范性，2019 年 CSCO AI 系统[109]正式发布，并在全国各地启动应用，推动了国内智能决策系统的发展。作为传播 CSCO BC 指南与推动规范化诊疗的重要媒介，CSCO AI 已经形成了智能决策、证据支持、不良反应、费用参考、患者随访五位一体的重要功能。2021 年，在原有功能的基础上，CSCO AI 还增加了患者毒性管理、临床研究入组提示、骨转移诊疗提示等功能，从而推动智能系统的临床应用。

我们还将定期收集临床信息及用户反馈，进一步合理优化 CSCO AI 系统，建立完善形成智能决策、毒性预警、疾病管理、资源共享的医疗生态圈，融合个案管理系统，为中国乳腺癌患者全程管理提供帮助。

人工智能是重要的发展方向，智能系统不仅可以帮助临床医生节省时间和精力，还有希望进一步提高肿瘤的精准诊断与治疗。因此专家组鼓励开展人工智能相关的临床研究，发展我国自主知识产权的人工智能系统。

参考文献

［1］杨文涛 , 薛卫成 , 卞修武 , 等 . 肿瘤病理诊断规范 (乳腺癌). 中华病理学杂志 , 2016, 45 (8): 525-528.

［2］《乳腺癌 HER2 检测指南 (2019 版)》编写组 . 乳腺癌 HER2 检测指南 (2019 版). 中华病理学杂志 , 2019, 48 (3): 169-175.

［3］LI J, WANG X, WANG S, et al. Expert consensus on the clinical diagnosis and targeted therapy of HER2 breast cancer (2023 edition). Transl Breast Cancer Res, 2022, 3: 30.

［4］TARANTINO P, HAMILTON E, TOLANEY SM, et al. HER2-Low breast cancer: Pathological and clinical landscape. J Clin Oncol, 2020, 38 (17): 1951-1962.

［5］ALLISON KH, HAMMOND M, DOWSETT M, et al. Estrogen and progesterone receptor testing in breast cancer: ASCO/CAP Guideline Update. J Clin Oncol, 2020, 38 (12): 1346-1366.

［6］NIELSEN TO, LEUNG S, RIMM DL, et al. Assessment of Ki67 in breast cancer: Updated recommendations from the International Ki67 in Breast Cancer Working Group. J Natl Cancer Inst, 2021, 113 (7): 808-819.

［7］《乳腺癌新辅助治疗的病理诊断专家共识 (2020 版)》编写组 . 乳腺癌新辅助治疗的病理诊断专家共识 (2020 版). 中华病理学杂志 , 2020, 49 (4): 296-304.

［8］VAN RAMSHORST MS, VAN DER VOORT A, VAN WERKHOVEN ED, et al. Neoadjuvant chemotherapy with or without anthracyclines in the presence of dual HER2 blockade for HER2-positive breast cancer (TRAIN-2): A multicentre, open-label, randomised, phase 3 trial. Lancet Oncol, 2018, 19 (12): 1630-1640.

［9］HURVITZ SA, MARTIN M, JUNG KH, et al. Neoadjuvant trastuzumab emtansine and pertuzumab in human epidermal growth factor receptor 2-positive breast cancer: Three-year outcomes from the phase Ⅲ KRISTINE Study. J Clin Oncol, 2019, 37 (25): 2206-2216.

［10］GIANNI L, PIENKOWSKI T, IM YH, et al. 5-year analysis of neoadjuvant pertuzumab and trastuzumab in patients with locally advanced, inflammatory, or early-stage HER2-positive breast cancer (NeoSphere): A multicentre, open-label, phase 2 randomised trial. Lancet Oncol, 2016, 17 (6): 791-800.

［11］ SHAO Z, PANG D, YANG H, et al. Efficacy, safety, and tolerability of pertuzumab, trastuzumab, and docetaxel for patients with early or locally advanced ERBB2-positive breast cancer in Asia: The PEONY Phase 3 Randomized Clinical Trial. JAMA Oncol, 2020, 6 (3): e193692.

［12］ WU J, JIANG Z, LIU Z, et al. Neoadjuvant pyrotinib, trastuzumab, and docetaxel for HER2-positive breast cancer (PHEDRA): A double-blind, randomized phase 3 trial. BMC Med, 2022, 20: 498.

［13］ UNTCH M, JACKISCH C, SCHNEEWEISS A, et al. NAB-paclitaxel improves disease-free survival in early breast cancer: GBG 69-GeparSepto. J Clin Oncol, 2019, 37 (25): 2226-2234.

［14］ VON MINCKWITZ G, HUANG CS, MANO MS, et al. Trastuzumab emtansine for residual invasive HER2-positive breast cancer. N Engl J Med, 2019, 380 (7): 617-628.

［15］ MARTIN M, HOLMES FA, EJLERTSEN B, et al. Neratinib after trastuzumab-based adjuvant therapy in HER2-positive breast cancer (ExteNET): 5-year analysis of a randomised, double-blind, placebo-controlled, phase 3 trial. Lancet Oncol, 2017, 18 (12): 1688-1700.

［16］ ZHANG L, WU ZY, LI J, et al. Neoadjuvant docetaxel plus carboplatin vs epirubicin plus cyclophosphamide followed by docetaxel in triple-negative, early-stage breast cancer (NeoCART): Results from a multicenter, randomized controlled, open-label phase Ⅱ trial. Int J Cancer, 2022, 150 (4): 654-662.

［17］ SCHMID P, CORTES J, PUSZTAI L, et al. Pembrolizumab for early triple-negative breast cancer. N Engl J Med, 2020, 382 (9): 810-821.

［18］ TUTT A, GARBER JE, KAUFMAN B, et al. Adjuvant olaparib for patients with BRCA1-or BRCA2-mutated breast cancer. N Engl J Med, 2021, 384 (25): 2394-2405.

［19］ SPARANO JA, GRAY RJ, MAKOWER DF, et al. Adjuvant chemotherapy guided by a 21-gene expression assay in breast cancer. N Engl J Med, 2018, 379 (2): 111-121.

［20］ KALINSKY K, BARLOW WE, GRALOW JR, et al. 21-gene assay to inform chemotherapy benefit in node-positive

参考文献

breast cancer. N Engl J Med, 2021, 385 (25): 2336-2347.

[21] CARDOSO F, VAN'T VEER LJ, BOGAERTS J, et al. 70-gene signature as an aid to treatment decisions in early-stage breast cancer. N Engl J Med, 2016, 375 (8): 717-729.

[22] VON MINCKWITZ G, PROCTER M, DE AZAMBUJA E, et al. Adjuvant pertuzumab and trastuzumab in early HER2-positive breast cancer. N Engl J Med, 2017, 377 (2): 122-131.

[23] PEREZ EA, ROMOND EH, SUMAN V J, et al. Trastuzumab plus adjuvant chemotherapy for human epidermal growth factor receptor 2-positive breast cancer: Planned joint analysis of overall survival from NSABP B-31 and NCCTG N9831. J Clin Oncol, 2014, 32 (33): 3744-3752.

[24] JONES SE, COLLEA R, PAUL D, et al. Adjuvant docetaxel and cyclophosphamide plus trastuzumab in patients with HER2-amplified early stage breast cancer: A single-group, open-label, phase 2 study. Lancet Oncol, 2013, 14 (11): 1121-1128.

[25] TOLANEY SM, GUO H, PERNAS S, et al. Seven-year follow-up analysis of adjuvant paclitaxel and trastuzumab trial for node-negative, human epidermal growth factor receptor 2-positive breast cancer. J Clin Oncol, 2019, 37 (22): 1868-1875.

[26] MACKEY JR, PIEŃKOWSKI T, CROWN J, et al. Long-term outcomes after adjuvant treatment of sequential versus combination docetaxel with doxorubicin and cyclophosphamide in node-positive breast cancer: BCIRG-005 randomized trial. Ann Oncol, 2016, 27 (6): 1041-1047.

[27] YU KD, YE FG, HE M, et al. Effect of adjuvant paclitaxel and carboplatin on survival in women with triple-negative breast cancer: A phase 3 randomized clinical trial. JAMA Oncol, 2020, 6 (9): 1390-1396.

[28] JONES S, HOLMES FA, O'SHAUGHNESSY J, et al. Docetaxel with cyclophosphamide is associated with an overall survival benefit compared with doxorubicin and cyclophosphamide: 7-Year Follow-Up of US Oncology Research Trial 9735. J Clin Oncol, 2009, 27 (8): 1177-1183.

［29］ NITZ U, GLUZ O, CLEMENS M, et al. West german study planb trial: Adjuvant four cycles of epirubicin and cyclophosphamide plus docetaxel versus six cycles of docetaxel and cyclophosphamide in HER2-negative early breast cancer. J Clin Oncol, 2019, 37 (10): 799-808.

［30］ WANG X, WANG SS, HUANG H, et al. Effect of capecitabine maintenance therapy using lower dosage and higher frequency vs observation on disease-free survival among patients with early-stage triple-negative breast cancer who had received standard treatment: The SYSUCC-001 randomized clinical trial. JAMA, 2021, 325 (1): 50-58.

［31］ LI J, JIANG Z. Chinese Society of Clinical Oncology Breast Cancer (CSCO BC) guidelines in 2022: Stratification and classification. Cancer Biol Med, 2022, 19 (6): 769-773.

［32］ REGAN MM, NEVEN P, GIOBBIE-HURDER A, et al. Assessment of letrozole and tamoxifen alone and in sequence for postmenopausal women with steroid hormone receptor-positive breast cancer: The BIG 1-98 randomised clinical trial at 8.1 years median follow-up. Lancet Oncol, 2011, 12 (12): 1101-1108.

［33］ GOSS PE, INGLE JN, PATER JL, et al. Late extended adjuvant treatment with letrozole improves outcome in women with early-stage breast cancer who complete 5 years of tamoxifen. J Clin Oncol, 2008, 26 (12): 1948-1955.

［34］ TJAN-HEIJNEN V, van HELLEMOND I, PEER P, et al. Extended adjuvant aromatase inhibition after sequential endocrine therapy (DATA): A randomised, phase 3 trial. Lancet Oncol, 2017, 18 (11): 1502-1511.

［35］ JOHNSTON S, HARBECK N, HEGG R, et al. Abemaciclib combined with endocrine therapy for the adjuvant treatment of HR+, HER2−, node-positive, high-risk, early breast cancer (MonarchE). J Clin Oncol, 2020, 38 (34): 3987-3998.

［36］ GOSS PE, INGLE JN, PRITCHARD KI, et al. Extending aromatase-inhibitor adjuvant therapy to 10 years. N Engl J Med, 2016, 375 (3): 209-219.

［37］ PAGANI O, FRANCIS PA, FLEMING GF, et al. SOFT and TEXT Investigators and International Breast Cancer Study Group: Absolute improvements in freedom from distant recurrence to tailor adjuvant endocrine therapies for premenopausal women: Results from TEXT and SOFT. J Clin Oncol, 2020, 38 (12): 1293-1303.

[38] PAGANI O, REGAN MM, WALLEY BA, et al. Adjuvant exemestane with ovarian suppression in premenopausal breast cancer. N Engl J Med, 2014, 371 (2): 107-118.

[39] REGAN MM, FRANCIS PA, PAGANI O, et al. Absolute benefit of adjuvant endocrine therapies for premenopausal women with hormone receptor-positive, human epidermal growth factor receptor 2-negative early breast cancer: TEXT and SOFT Trials. J Clin Oncol, 2016, 34 (19): 2221-2231.

[40] DAVIES C, PAN H, GODWIN J, et al. Long-term effects of continuing adjuvant tamoxifen to 10 years versus stopping at 5 years after diagnosis of oestrogen receptor-positive breast cancer: ATLAS, a randomised trial. Lancet, 2013, 381 (9869): 805-816.

[41] SJÖSTRÖM M, FYLES A, LIU FF, et al. Development and validation of a genomic profile for the omission of local adjuvant radiation in breast cancer. J Clin Oncol, 2023, 4: JCO2200655.

[42] CHEVLI NC, HAQUE W, TRAN KT, et al. 21-Gene recurrence score predictive for prognostic benefit of radiotherapy in patients age $\geqslant 70$ with T1N0 ER/PR + HER2– breast cancer treated with breast conserving surgery and endocrine therapy. Radiother Oncol, 2022,174: 37-43.

[43] WANG SL, FANG H, HU C, et al. Hypofractionated versus conventional fractionated radiotherapy after breast-conserving surgery in the modern treatment era: A multicenter, randomized controlled trial from China. J Clin Oncol, 2020, 38 (31): 3604-3614.

[44] CORREA C, HARRIS EE, LEONARDI MC, et al. Accelerated partial breast irradiation: Executive summary for the update of an ASTRO evidence-based consensus statement. Pract Radiat Oncol, 2017, 7 (2): 73-79.

[45] WHELAN TJ, JULIAN JA, BERRANG TS, et al. External beam accelerated partial breast irradiation versus whole breast irradiation after breast conserving surgery in women with ductal carcinoma in situ and node-negative breast cancer (RAPID): A randomised controlled trial. Lancet, 2019, 394 (10215): 2165-2172.

参考文献

［46］ MEATTINI I, MARRAZZO L, SAIEVA C, et al. Accelerated partial-breast irradiation compared with whole-breast irradiation for early breast cancer: Long-term results of the randomized phase Ⅲ APBI-IMRT-Florence trial. J Clin Oncol, 2020, 38 (35): 4175-4183.

［47］ DE WILD SR, DE MUNCK L, SIMONS JM, et al. De-escalation of radiotherapy after primary chemotherapy in cT1-2N1 breast cancer (RAPCHEM; BOOG 2010-03): 5-year follow-up results of a Dutch, prospective, registry study. Lancet Oncol, 2022, 23 (9): 1201-1210.

［48］ MCGALE P, TAYLOR C, CORREA C, et al. Effect of radiotherapy after mastectomy and axillary surgery on 10-year recurrence and 20-year breast cancer mortality: Meta-analysis of individual patient data for 8135 women in 22 randomised trials. Lancet, 2014, 383 (9935): 2127-2135.

［49］ KIM YB, BYUN HK, KIM DY, et al. Effect of elective internal mammary node irradiation on disease-free survival in women with node-positive breast cancer: A randomized phase 3 clinical trial. JAMA Oncol, 2022, 8 (1): 96-105.

［50］ THORSEN LBJ, OVERGAARD J, MATTHIESSEN LW, et al. Internal mammary node irradiation in patients with node-positive early breast cancer: Fifteen-year results from the Danish Breast Cancer Group Internal Mammary Node Study. J Clin Oncol, 2022; 40 (36): 4198-4206.

［51］ ZHANG L, ZHOU M, LIU Y, et al. Is it beneficial for patients with pT1-2N1M0 breast cancer to receive postmastectomy radiotherapy ? : An analysis based on RecurIndex assay. Int J Cancer, 2021, 149 (10): 1801-1808.

［52］ MURRAY BRUNT A, HAVILAND JS, WHEATLEY DA, et al. Hypofractionated breast radiotherapy for 1 week versus 3 weeks (FAST-Forward): 5-year efficacy and late normal tissue effects results from a multicentre, non-inferiority, randomised, phase 3 trial. Lancet, 2020, 395 (10237): 1613-1626.

［53］ DONKER M, VAN TIENHOVEN G, STRAVER ME, et al. Radiotherapy or surgery of the axilla after a positive sentinel node in breast cancer (EORTC 10981-22023 AMAROS): A randomised, multicentre, open-label, phase 3 non-inferiority trial. Lancet Oncol, 2014, 15 (12): 1303-1310.

参考文献

［54］JIANG Z, WANG H, WANG S, et al. Chinese expert consensus statement on the clinical diagnosis and treatment of breast cancer bone metastasis and bone related disease. Transl Breast Cancer Res, 2021, 2: 2.

［55］SWAIN S M, MILES D, KIM S B, et al. Pertuzumab, trastuzumab, and docetaxel for HER2-positive metastatic breast cancer (CLEOPATRA): End-of-study results from a double-blind, randomised, placebo-controlled, phase 3 study. Lancet Oncol, 2020, 21 (4): 519-530.

［56］WARDLEY A M, PIVOT X, MORALES-VASQUEZ F, et al. Randomized phase Ⅱ trial of first-line trastuzumab plus docetaxel and capecitabine compared with trastuzumab plus docetaxel in HER2-positive metastatic breast cancer. J Clin Oncol, 2010, 28 (6): 976-983.

［57］ROBERT N, LEYLAND-JONES B, ASMAR L, et al. Randomized phase Ⅲ study of trastuzumab, paclitaxel, and carboplatin compared with trastuzumab and paclitaxel in women with HER-2-overexpressing metastatic breast cancer. J Clin Oncol, 2006, 24 (18): 2786-2792.

［58］YAN M, BIAN L, HU X, et al. Pyrotinib plus capecitabine for human epidermal growth factor receptor 2-positive metastatic breast cancer after trastuzumab and taxanes (PHENIX): A randomized, double-blind, placebo-controlled phase 3 study. Transl Breast Cancer Res, 2020, 1: 13.

［59］XU B, YAN M, MA F, et al. Pyrotinib plus capecitabine versus lapatinib plus capecitabine for the treatment of HER2-positive metastatic breast cancer (PHOEBE): A multicentre, open-label, randomised, controlled, phase 3 trial. Lancet Oncol, 2021, 22 (3): 351-360.

［60］MA F, OUYANG Q, LI W, et al. Pyrotinib or lapatinib combined with capecitabine in HER2-positive metastatic breast cancer with prior taxanes, anthracyclines, and/or trastuzumab: A randomized, phase Ⅱ Study. J Clin Oncol, 2019, 37 (29): 2610-2619.

［61］VERMA S, MILES D, GIANNI L, et al. Trastuzumab emtansine for HER2-positive advanced breast cancer. N Engl J Med, 2012, 367 (19): 1783-1791.

参考文献

[62] CORT SJ, KIM SB, CHUNG WP, et al. Trastuzumab deruxtecan versus trastuzumab emtansine for breast cancer. N Engl J Med, 2022, 386 (12): 1143-1154.

[63] SAURA C, OLIVEIRA M, FENG YH, et al. Neratinib plus capecitabine versus lapatinib plus capecitabine in HER2-positive metastatic breast cancer previously treated with ≥ 2 HER2-directed regimens: Phase III NALA Trial. J Clin Oncol, 2020, 38 (27): 3138-3149.

[64] RUGO HS, IM SA, CARDOSO F, et al. Efficacy of margetuximab vs trastuzumab in patients with pretreated ERBB2-positive advanced breast cancer: A phase 3 randomized clinical trial. JAMA Oncol, 2021, 7 (4): 573-584.

[65] MURTHY RK, LOI S, OKINES A, et al. Tucatinib, trastuzumab, and capecitabine for HER2-positive metastatic breast cancer. N Engl J Med, 2020, 382 (7): 597-609.

[66] MODI S, SAURA C, YAMASHITA T, et al. Trastuzumab deruxtecan in previously treated HER2-positive breast cancer. N Engl J Med, 2020, 382 (7): 610-621.

[67] HUA X, BI XW, ZHAO JL, et al. Trastuzumab plus endocrine therapy or chemotherapy as first-line treatment for patients with hormone receptor-positive and HER2-positive metastatic breast cancer (SYSUCC-002). Clin Cancer Res, 2022, 28 (4): 637-645.

[68] 边莉, 徐兵河, 邸立军, 等. 重组抗 HER2 人源化单克隆抗体联合长春瑞滨治疗 HER2 阳性转移性乳腺癌随机对照III期临床研究. 中华医学杂志, 2020, 100 (30): 2351-2357.

[69] XU B, ZHANG Q, SUN T, et al. Efficacy, safety, and immunogenicity of HLX02 compared with reference trastuzumab in patients with recurrent or metastatic HER2-positive breast cancer: A randomized phase III Equivalence trial. BioDrugs, 2021, 35 (3): 337-350.

[70] BAJETTA E, PROCOPIO G, CELIO L, et al. Safety and efficacy of two different doses of capecitabine in the treatment of advanced breast cancer in older women. J Clin Oncol, 2005, 23 (10): 2155-2161.

[71] SEIDMAN AD. Gemcitabine as single-agent therapy in the management of advanced breast cancer. Oncology (Wil-

liston Park), 2001, 15 (2 Suppl 3): 11-14.

[72] ZELEK L, BARTHIER S, RIOFRIO M, et al. Weekly vinorelbine is an effective palliative regimen after failure with anthracyclines and taxanes in metastatic breast carcinoma. Cancer, 2001, 92 (9): 2267-2272.

[73] O'SHAUGHNESSY J, SCHWARTZBERG L, DANSO MA, et al. Phase Ⅲ study of iniparib plus gemcitabine and carboplatin versus gemcitabine and carboplatin in patients with metastatic triple-negative breast cancer. J Clin Oncol, 2014, 32 (34): 3840-3847.

[74] MORGAN GJ, GREGORY WM, DAVIES FE, et al. The role of maintenance thalidomide therapy in multiple myeloma: MRC Myeloma Ⅸ results and meta-analysis. Blood, 2012, 119 (1): 7-15.

[75] CORTES J, RUGO HS, CESCON DW, et al. Pembrolizumab plus chemotherapy in advanced triple-negative breast cancer. N Engl J Med, 2022, 387 (3): 217-226.

[76] ROBSON ME, TUNG N, CONTE P, et al. OlympiAD final overall survival and tolerability results: Olaparib versus chemotherapy treatment of physician's choice in patients with a germline BRCA mutation and HER2-negative metastatic breast cancer. Ann Oncol, 2019, 30 (4): 558-566.

[77] 孙春晓，王树森，李健斌，等．紫杉醇脂质体在晚期乳腺癌中应用的真实世界研究．中华肿瘤杂志，2023, 45 (1): 88-94.

[78] YUAN P, HU X, SUN T, et al. Eribulin mesilate versus vinorelbine in women with locally recurrent or metastatic breast cancer: A randomised clinical trial. Eur J Cancer, 2019, 112: 57-65.

[79] HU XC, ZHANG J, XU BH, et al. Cisplatin plus gemcitabine versus paclitaxel plus gemcitabine as first-line therapy for metastatic triple-negative breast cancer (CBCSG006): A randomised, open-label, multicentre, phase 3 trial. Lancet Oncol, 2015, 16 (4): 436-446.

[80] SIPOS O, TOVEY H, QUIST J, et al. Assessment of structural chromosomal instability phenotypes as biomarkers of carboplatin response in triple negative breast cancer: The TNT trial. Ann Oncol, 2021, 32 (1): 58-65.

［81］ XU B, SUN T, ZHANG Q, et al. Efficacy of utidelone plus capecitabine versus capecitabine for heavily pretreated, anthracycline and taxane-refractory metastatic breast cancer: Final analysis of overall survival in a phase Ⅲ randomised controlled trial. Ann Oncol, 2021, 32 (2): 218-228.

［82］ BARDIA A, MAYER IA, VAHDAT LT, et al. Sacituzumab govitecan-hziy in refractory metastatic triple-negative breast cancer. N Engl J Med, 2019, 380 (8): 741-751.

［83］ ROBERTSON JFR, BONDARENKO IM, TRISHKINA E, et al. Fulvestrant 500 mg versus anastrozole 1 mg for hormone receptor-positive advanced breast cancer (FALCON): An international, randomised, double-blind, phase 3 trial. Lancet, 2016, 388 (10063): 2997-3005.

［84］ FINN RS, MARTIN M, RUGO HS, et al. Palbociclib and letrozole in advanced breast cancer. N Engl J Med, 2016, 375 (20): 1925-1936.

［85］ HORTOBAGYI GN, STEMMER SM, BURRIS HA, et al. Overall survival with ribociclib plus letrozole in advanced breast cancer. N Engl J Med, 2022, 386 (10): 942-950.

［86］ DI LEO A, JERUSALEM G, PETRUZELKA L, et al. Final overall survival: Fulvestrant 500 mg vs 250 mg in the randomized CONFIRM trial. J Natl Cancer Inst, 2014, 106 (1): djt337.

［87］ TURNER NC, SLAMON DJ, RO J, et al. Overall survival with palbociclib and fulvestrant in advanced breast cancer. N Engl J Med, 2018, 379 (20): 1926-1936.

［88］ SLEDGE GW JR, TOI M, NEVEN P, et al. MONARCH 2: Abemaciclib in combination with fulvestrant in women with HR+/HER2- advanced breast cancer who had progressed while receiving endocrine therapy. J Clin Oncol, 2017, 35 (25): 2875-2884.

［89］ ZHANG QY, SUN T, YIN YM, et al. MONARCH plus: Abemaciclib plus endocrine therapy in women with HR+/HER2- advanced breast cancer: The multinational randomized phase Ⅲ study. Ther Adv Med Oncol, 2020, 12: 1758835920963925.

参考文献

[90] XU B, ZHANG Q, ZHANG P, et al. Dalpiciclib or placebo plus fulvestrant in hormone receptor-positive and HER2-negative advanced breast cancer: A randomized, phase 3 trial. Nat Med, 2021, 27 (11): 1904-1909.

[91] SLAMON DJ, NEVEN P, CHIA S, et al. Ribociclib plus fulvestrant for postmenopausal women with hormone receptor-positive, human epidermal growth factor receptor 2-negative advanced breast cancer in the phase III randomized MONALEESA-3 trial: Updated overall survival. Ann Oncol, 2021, 32 (8): 1015-1024.

[92] JIANG Z, LI W, HU X, et al. Tucidinostat plus exemestane for postmenopausal patients with advanced, hormone receptor-positive breast cancer (ACE): A randomised, double-blind, placebo-controlled, phase 3 trial. Lancet Oncol, 2019, 20 (6): 806-815.

[93] YARDLEY DA, NOGUCHI S, PRITCHARD KI, et al. Everolimus plus exemestane in postmenopausal patients with HR (+) breast cancer: BOLERO-2 final progression-free survival analysis. Adv Ther, 2013, 30 (10): 870-884.

[94] KORNBLUM N, ZHAO F, MANOLA J, et al. Randomized phase II trial of fulvestrant plus everolimus or placebo in postmenopausal women with hormone receptor-positive, human epidermal growth factor receptor 2-negative metastatic breast cancer resistant to aromatase inhibitor therapy: Results of PrE0102. J Clin Oncol, 2018, 36 (16): 1556-1563.

[95] RUGO HS, LEREBOURS F, CIRUELOS E, et al. Alpelisib plus fulvestrant in PIK3CA-mutated, hormone receptor-positive advanced breast cancer after a CDK4/6 inhibitor (BYLieve): One cohort of a phase 2, multicentre, open-label, non-comparative study. Lancet Oncol, 2021, 22 (4): 489-498.

[96] MODI S, JACOT W, YAMASHITA T, et al. Trastuzumab deruxtecan in previously treated HER2-low advanced breast cancer. N Engl J Med, 2022, 387 (1): 9-20.

[97] TRIPATHY D, IM SA, COLLEONI M, et al. Ribociclib plus endocrine therapy for premenopausal women with hormone-receptor-positive, advanced breast cancer (MONALEESA-7): A randomised phase 3 trial. Lancet Oncol, 2018, 19 (7): 904-915.

参考文献

［98］ NIE H, YUAN Y, LI J, et al. Occurrence and distribution of bone metastatic breast cancer patients. Transl Breast Cancer Res, 2021, 2: 4.

［99］ WANG T, CHEN J, YANG J, et al. CSCO expert consensus on the diagnosis and treatment of breast cancer brain metastasis. Transl Breast Cancer Res, 2022, 3: 22.

［100］ YAN M, OUYANG Q, SUN T, et al. Pyrotinib plus capecitabine for patients with human epidermal growth factor receptor 2-positive breast cancer and brain metastases (PERMEATE): A multicentre, single-arm, two-cohort, phase 2 trial. Lancet Oncol, 2022,23 (3): 353-361.

［101］ 中国临床肿瘤学会, 中华医学会血液学分会. 蒽环类药物心脏毒性防治指南 (2013 年版). 临床肿瘤学杂志, 2013, 18 (10): 925-934.

［102］ 王碧芸, 葛睿, 江泽飞, 等. 乳腺癌靶向人表皮生长因子受体 2 酪氨酸激酶抑制剂不良反应管理共识. 中华肿瘤杂志, 2020, 42 (10): 798-806.

［103］ 葛睿, 王碧芸, 江泽飞, 等. 乳腺癌 CDK4/6 抑制剂相关性不良反应管理共识. 中华肿瘤杂志, 2022, 44 (12): 1296-1304.

［104］ 中国临床肿瘤学会 (CSCO) 淋巴瘤专家委员会, 中国临床肿瘤学会 (CSCO) 乳腺癌专家委员会. 西达本胺不良反应管理中国专家共识 (2021 年版). 白血病·淋巴瘤, 2021, 30 (9): 518-523.

［105］ MUSCARITOLI M, ARENDS J, BACHMANN P, et al. ESPEN practical guideline: Clinical Nutrition in cancer. Clin Nutr, 2021, 40 (5): 2898-2913.

［106］ LI J, WANG H, GENG C, et al. Suboptimal declines and delays in early breast cancer treatment after COVID-19 quarantine restrictions in China: A national survey of 8397 patients in the first quarter of 2020. EClinicalMedicine, 2020, 26: 100503.

［107］ GE R, LI J, JIANG Z. Key points of breast cancer management under public health emergencies. Transl Breast Cancer Res, 2022, 3: 25.

参考文献

［108］XU F, SEPÚLVEDA MJ, JIANG Z, et al. Effect of an artificial intelligence clinical decision support system on treatment decisions for complex breast cancer. JCO Clin Cancer Inform, 2020, 4: 824-838.

［109］李健斌, 江泽飞. 中国临床肿瘤学会人工智能决策系统 (CSCO AI) 的建立与应用. 中华医学杂志, 2020, 100 (6): 411-415.